Ratgeber Parkinson

Ratgeber zur Reihe Fortschritte der Psychotherapie
Band 16
Ratgeber Parkinson
von Prof. Dr. Bernd Leplow

Herausgeber der Reihe:
Prof. Dr. Dietmar Schulte, Prof. Dr. Kurt Hahlweg,
Prof. Dr. Jürgen Margraf, Prof. Dr. Dieter Vaitl
Begründer der Reihe:
Dietmar Schulte, Klaus Grawe, Kurt Hahlweg, Dieter Vaitl

Ratgeber Parkinson

Informationen für Betroffene
und Angehörige

von Bernd Leplow

HOGREFE 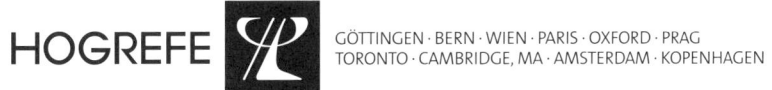 GÖTTINGEN · BERN · WIEN · PARIS · OXFORD · PRAG
TORONTO · CAMBRIDGE, MA · AMSTERDAM · KOPENHAGEN

Prof. Dr. Bernd Leplow, geb. 1953. 1975-1981 Studium der Psychologie in Hamburg. 1981-1986 Wissenschaftlicher Mitarbeiter in der Abteilung für Medizinische Psychologie des Universitätskrankenhauses Hamburg-Eppendorf. 1986-1989 Wissenschaftlicher Mitarbeiter am Institut für Psychologie der Universität Kiel. 1988 Promotion. 1989-1999 Akademischer Rat, später Oberassistent am Institut für Psychologie der Universität Kiel. 1995 Habilitation. Seit 1999 Professur für Klinische Psychologie an der Martin-Luther-Universität zu Halle-Wittenberg. Arbeitsschwerpunkte: Biologische Grundlagen psychischer Störungen.

Wichtiger Hinweis: Der Verlag hat für die Wiedergabe aller in diesem Buch enthaltenen Informationen (Programme, Verfahren, Mengen, Dosierungen, Applikationen etc.) mit Autoren bzw. Herausgebern große Mühe darauf verwandt, diese Angaben genau entsprechend dem Wissensstand bei Fertigstellung des Werkes abzudrucken. Trotz sorgfältiger Manuskriptherstellung und Korrektur des Satzes können Fehler nicht ganz ausgeschlossen werden. Autoren bzw. Herausgeber und Verlag übernehmen infolgedessen keine Verantwortung und keine daraus folgende oder sonstige Haftung, die auf irgendeine Art aus der Benutzung der in dem Werk enthaltenen Informationen oder Teilen davon entsteht. Geschützte Warennamen (Warenzeichen) werden nicht besonders kenntlich gemacht. Aus dem Fehlen eines solchen Hinweises kann also nicht geschlossen werden, dass es sich um einen freien Warennamen handele.

Bibliografische Information der Deutschen Nationalbibliothek

Die Deutsche Nationalbibliothek verzeichnet diese Publikation in der Deutschen Nationalbibliografie; detaillierte bibliografische Daten sind im Internet über http://dnb.d-nb.de abrufbar.

© 2007 Hogrefe Verlag GmbH & Co. KG
Göttingen · Bern · Wien · Paris · Oxford · Prag
Toronto · Cambridge, MA · Amsterdam · Kopenhagen
Rohnsweg 25, 37085 Göttingen

http://www.hogrefe.de
Aktuelle Informationen · Weitere Titel zum Thema · Ergänzende Materialien

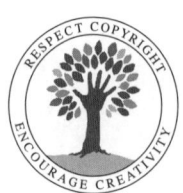
Umschlagabbildung: © Getty Images
Satz: Grafik-Design Fischer, Weimar
Gesamtherstellung: AZ Druck und Datentechnik, Kempten
Printed in Germany
Auf säurefreiem Papier gedruckt

ISBN 978-3-8017-2099-5

Inhaltsverzeichnis

1 „Parkinson" – Was ist das?

1.1 Was versteht man unter der „Parkinson-Krankheit"?

Der „Morbus Parkinson" ist eine Erkrankung, in deren Folge die Beweglichkeit der Muskeln eingeschränkt ist und die für die Steuerung der Bewegungsabläufe notwendigen Feinabstimmungen nicht mehr optimal funktionieren. Daraus resultiert eine eingeschränkte Geschwindigkeit aller Bewegungen, eine Instabilität der Körperhaltung, die Steifigkeit der Gliedmaßen und das Zittern zumeist der Extremitäten. Die Krankheit ist fortschreitend, kann zumindest in den frühen und mittleren Stadien jedoch recht gut behandelt werden. Beim Parkinson werden vier Hauptmerkmale unterschieden:

Hauptmerkmale der Parkinson-Krankheit

Bewegungsarmut. Dieser als „Hypokinese" oder „Akinese" bezeichnete Zustand äußert sich nicht nur in der Unterbeweglichkeit aller Gliedmaßen, sondern auch als Schwierigkeit, eine Bewegung zu beginnen und die begonnene Bewegung wieder zu beenden. Auch die Blinkfrequenz und die Abschluckfähigkeit des Speichels sind reduziert. Die Unterbeweglichkeit wirkt sich ebenfalls auf die Muskulatur der Mimik und des Sprechapparates aus. Deswegen wirkt der Gesichtsausdruck vieler Parkinson-Patienten starr und unbeweglich. Die Stimme ist oft heiser, leise und wenig moduliert. Außerdem neigt der Sprechende zum Verhaspeln.

Steifigkeit. Mit dem Begriff der „wächsernen Steifigkeit" bzw. des „Rigors" wird eine oft schmerzhafte Verspannung bezeichnet. Der damit einhergehende „zahnradartige" Widerstand tritt auf, wenn eine Extremität von einer anderen Person bewegt wird. Der Rigor wirkt sich in der rumpfnahen Muskulatur besonders stark aus.

Haltungsunsicherheit. Die Unfähigkeit, den Körper auch bei Drehbewegungen oder bei plötzlichen Einwirkungen von außen (z. B. Stößen)

---

sicher gerade zu halten, stellt ein weiteres Kardinalsymptom der Parkinson-Krankheit dar. Bei den meisten Patienten äußert sich diese Instabilität als Gang- und Standunsicherheit.

Zittern. Beim Zittern des Parkinson-Patienten handelt es sich um einen zunächst leichten „Tremor" meistens einer Hand oder deren Finger. Diese leicht drehende Zitterbewegung („Pillendrehertremor") tritt im Ruhezustand mit einer Frequenz von vier bis sechs Ausschlägen pro Sekunde auf. Wird die Extremität bewegt, bildet sich dieser „Ruhetremor" schnell wieder zurück. Allerdings wird er bei jeder Form emotionaler Belastung stärker. Dabei nimmt vor allem die Größe der Ausschläge („Amplituden"), weniger deren Häufigkeit („Frequenz") zu. Im Erscheinungsbild zeigt sich dieser Umstand in einer oft massiven, auch von anderen leicht sichtbaren Zunahme des Zitterns. Dieses passiert bevorzugt in Situationen, in denen es den Betroffenen besonders unangenehm ist.

Diese Hauptmerkmale können unterschiedlich stark in Erscheinung treten. Entsprechend bezeichnet man den Parkinson als entweder „tremordominant" oder als „akinetisch-rigide". Sind beide Ausprägungsformen etwa gleich stark vertreten, spricht man vom „Äquivalenztypus". Auch innerhalb dieser drei Gruppen sind die Erscheinungsformen sehr unterschiedlich. Am Anfang sind die Symptome lange Zeit nur schwer zu erkennen und medikamentös gut beherrschbar. Wenn die Erkrankung weiter fortschreitet, sind die Symptome zwar nicht zu übersehen, aber sie variieren von Patient zu Patient beträchtlich. Da auch die Verläufe ausgesprochen unterschiedlich sind, kann vom Zustand eines anderen Patienten nicht auf den eigenen Verlauf geschlossen werden.

1.2 Wie lässt sich die Parkinson-Krankheit erkennen?

Die Früherkennung der Parkinson-Krankheit ist ausgesprochen schwierig. Wenn die ersten Symptome diagnostizierbar sind, besteht die Krankheit schon mindestens zehn bis fünfzehn Jahre. Das liegt an dem sehr langsamen Abbau der für die Parkinsonsymptome verantwortlichen Nervenbahnen des Gehirns. Auch bei Gesunden bilden sich diese Bahnen jedes

Jahr um schätzungsweise 0,3 % zurück, während bei späteren Parkinson-Patienten die Rate zwischen 1,0 % und 12,5 % pro Jahr beträgt. Entsprechend sind 60 % bis 70 % bestimmter Nervenzellen untergegangen, bevor die ersten Frühsymptome diagnostiziert werden können. Dieser Abbau kann auch mit den heute zur Verfügung stehenden, apparativen Methoden erst relativ spät festgestellt werden.

So lässt sich mit der sonographischen Analyse eisenhaltiger Strukturen des Gehirns (der sog. „Substantia nigra") Aufschluss über einen bereits fortgeschrittenen Abbau der für die Bewegungen notwendigen Nervenverbände erbringen. Auch gibt es technische Methoden, einen mit bloßem Auge noch nicht sichtbaren Tremor der Hände zu erfassen. Weitere Verfahren beinhalten die Messung der Aktivität wichtiger chemischer Botenstoffe im Gehirn („DAT-scan") und die genaue Analyse der Riechfähigkeit. Einen weiteren Hinweis können motorische Aktivitätsstörungen geben, die in einem Schlaflabor während der Phasen „paradoxen Schlafes" erfasst werden („REM-Schlaf-Verhaltensstörung"). Aber auch alle Indikatoren zusammen ergeben derzeit noch keine sichere Frühdiagnose. Sind dagegen die ersten Symptome sichtbar, sind

- das Vorhandensein mindestens zweier Hauptsymptome (Bewegungsarmut, Steifigkeit, Zittern oder Haltungsunsicherheit),
- die bevorzugte Betroffenheit nur einer Seite und
- ein Ruhetremor von 4 bis 6 Hertz

Hinweise für das Vorliegen einer Parkinson-Erkrankung. Gefordert wird für diese Erkrankung des Weiteren
- ein mehrjähriger, weitgehend unkomplizierter Verlauf,
- eine gute Ansprechbarkeit der Symptome auf (dopaminerge) Medikamente und
- die Abwesenheit von Verursachungsfaktoren, wie zum Beispiel einer Enzephalitis, bestimmten Vergiftungen oder Medikamentennebenwirkungen.

Unwahrscheinlich ist eine Parkinson-Erkrankung dagegen, wenn
- bereits im frühen Stadium vegetative Symptome (z. B. heftiges Schwitzen o. Ä.),
- eine sehr schnelle Verschlechterung des Zustandsbildes,
- deutliche Sturzneigungen im frühen Stadium,
- sehr früh auftretende Sprechstörungen oder
- ein irregulärer Tremor

zu beobachten sind. In solchen Fällen handelt es sich um eine zwar ähnlich erscheinende, neurologisch jedoch anders geartete Krankheit aus dem Formenkreis der parkinson-ähnlichen Erkrankungen.

Als Erstes bemerken viele Parkinson-Patienten eine gewisse Ungeschicklichkeit in der Feinmotorik oder ein sehr diskretes Zittern in einer Hand. Nicht selten allerdings führen Schmerzen in den Fingern oder Gelenken die Patienten zum Arzt. Diese sind auf frühe Auswirkungen des Rigors zurückzuführen. Die Riechstörung gilt zwar als wichtiges Frühsymptom, allerdings zeigt sich diese Beeinträchtigung auch in der Frühphase anderer Erkrankungen, so dass dieses Merkmal für die Parkinson-Erkrankung nicht spezifisch ist.

Gelegentlich stellen Betroffene rückblickend fest, dass bereits in den Jahren vor der Diagnosestellung Veränderungen in der Stimmung oder geistigen Leistungsfähigkeit vorlagen. Derartige Beeinträchtigungen können Ausdruck des neuronalen Abbauprozesses sein, der bereits lange vor der Diagnosestellung unbemerkt im Gange ist. So zeigen sich die Stimmungsveränderungen unter Umständen in einem auffälligen Verlust von Interesse an alltäglichen Dingen und Aktivitäten, die bislang stets Freude bereitet haben. Oft geht dieser Interesse- und Aktivitätsverlust mit einem „inneren Rückzug" einher. Auch bei der geistigen Leistungsfähigkeit lassen sich rückblickend oft schon Beeinträchtigungen feststellen. Allerdings handelt es sich dabei nicht um „Ausfälle" zum Beispiel des Gedächtnisses. Stattdessen können sich leichte Probleme bei Mehrfachtätigkeiten, Aufgaben mit häufigem Anforderungswechsel oder komplexen, selbstgesteuerten Planungsaufgaben ergeben.

1.3   Wie verläuft die Parkinson-Krankheit?

Der zeitliche Verlauf wird heute in sechs Stadien unterteilt. Zwar kann der Abbauprozess derzeit nicht aufgehalten werden, doch kann man im Vergleich zu früher die Dauer der einzelnen Stadien erheblich verlängern. Auch sind die Symptome dieser Stadien unvergleichlich besser behandelbar, so dass die Patienten heute eine wesentlich höhere Lebensqualität und soziale Funktionsfähigkeit haben – sofern sie sich durch ihre Symptome nicht unnötig erschrecken lassen. Bei einem in den späten Fünfzigern/ frühen Sechzigern liegenden Gipfel der Erkrankungsmanifestation erleben die Betroffenen dann einen Lebensabschnitt, in dem aufgrund anderer Erkrankungen bereits eine hohe Sterblichkeit besteht. Lediglich Parkinson-Patienten mit einer Demenz haben eine etwas verkürzte Lebenserwartung.

Ansonsten ist eine Vorhersage individueller Verläufe praktisch nicht möglich. Relativ gesichert ist nur, dass eine bereits in sehr frühen Phasen stark ausgeprägte Symptomatik, ein früh einsetzendes, schnelles Fortschreiten der Erkrankung und eine mangelnde Ansprechbarkeit auf die (L-Dopa)-Medikation mit einer schlechteren Prognose in Zusammenhang gebracht werden. Patienten mit einer lange Zeit tremordominanten Symptomatik haben dagegen eine bessere Prognose.

Die *ersten beiden Stadien* sind im klinischen Erscheinungsbild praktisch nicht erkennbar. Erst wenn der Abbau bestimmter Nervenzellverbände im Gehirn zu etwa zwei Dritteln fortgeschritten ist, lassen sich die oben genannten Hauptmerkmale der Parkinson-Krankheit in mehr oder weniger ausgeprägter Form feststellen. Die Riechstörung, Schreibstörungen, eine unangenehme Steifigkeit und „Gelenk"-Schmerzen sind oft die ersten, unspezifischen Zeichen. Vor allem von den beiden *mittleren Stadien* an können dann zusätzlich eine Reihe von Begleitsymptomen auftreten (vgl. Kasten).

Begleitsymptome in den beiden mittleren Stadien der Erkrankung

Vegetative Symptome. Vegetative Symptome, wie z. B. vermehrtes Schwitzen; Talgablagerungen besonders im Gesicht; Verdauungsprobleme, Störungen der Harnentleerung und des Herz-Kreislaufsystems.

Schlafstörungen. Schlafstörungen können entweder bereits als Frühsymptom (s. o.) auftreten oder sie sind ein Resultat der Hypokinese, welche zu Problemen mit dem Lagewechsel im Bett führen kann. Problematisch kann auch die Tagesmüdigkeit sein, die sich unter Umständen in völlig unerwarteten Einschlafattacken äußert. Treten diese beim Autofahren auf, kann die Fahrtauglichkeit massiv beeinträchtigt sein.

Sexuelle Dysfunktionen. Sexuelle Dysfunktionen können entweder als Folge der Neurodegeneration oder als Nebenwirkung einiger Medikamente auftreten. Besonders bei jüngeren Patienten ist das Ausmaß dieser Beschwerden allerdings mit der Depressivität und dem Verlust der sozialen Einbindung assoziiert. Berücksichtigt man bei den Älteren die Raten sexueller Funktionsstörungen der jeweiligen Alterskohorten, dann treten Störungen in diesem Bereich jedoch nicht stark gehäuft auf. Bei bestimmen Medikamenten („Dopamin-Agonisten") können auch ungewohnte Steigerungen des sexuellen Verlangens vorkommen.

Psychische Veränderungen. Unter psychischen Veränderungen sind v. a. Angst- und Depressionszustände zu verstehen, auf die weiter unten noch detaillierter eingegangen wird.

Kognitive Veränderungen. Zu den kognitiven Veränderungen zählt bei der überwiegenden Zahl der Erkrankten nicht die Demenz, sondern es werden darunter sehr umgrenzte Minderungen der geistigen Leistungsfähigkeit gerechnet.

Entscheidend ist bei dieser Liste der Umstand, dass die verschiedenen Begleitsymptome bei unterschiedlichen Patienten in sehr unterschiedlicher Ausprägung und Kombination auftreten. Da die bei der Parkinson-Krankheit befallenen Nervenbahnen und -netzwerke des Gehirns von Patient zu Patient regional sehr unterschiedlich betroffen sind, variieren die Muster der Symptome zwischen den Patienten beträchtlich. Erst *in den späteren Stadien* der Erkrankung stellen sich bei den meisten Patienten – wenn auch wiederum in unterschiedlicher Ausprägung – weitere motorische Symptome ein:

Motorische Symptome in den späteren Stadien der Erkrankung

Propulsionen. Dazu gehört die Sturzneigung nach vorn („Pro"-), hinten („Retro"-) oder zur Seite („Latero"-). Diese kann mit zunehmender Ängstlichkeit dazu führen, dass sich viele Patienten ohne Begleitpersonen kaum noch aus dem Hause trauen.

Sprechstörungen. Als Erstes tritt eine Reduktion der Stimmkraft auf, die beim fortgeschrittenen Parkinson in ein Sprechflüssigkeits- und Artikulationsdefizit übergeht. Die Sprache ist leise, monoton und heiser. Im späten Stadium können die Artikulationsdefizite zu einer kaum noch verständlichen Sprache führen. Am Ende des Satzes kommt es oft zu Verhaspelungen. Im Gegensatz dazu ist das Sprachverständnis aber intakt.

„Einfrieren". Hierbei handelt es sich um eine plötzliche Bewegungsblockade, die beim Versuch, eine Bewegung zu beginnen, einen Richtungswechsel vorzunehmen, oder vor dem Durchqueren (vermeintlicher) räumlicher Engpässe wie zum Beispiel Türrahmen und optischer „Barrieren" (z. B. Texturänderungen der Lauffläche) entsteht. Auch psychische Auslöser wie Aufregung und Anspannung führen in Kombination mit den materiellen Auslösern oft zum Auftreten dieses „Freezing"-Phänomens. Es bewirkt bei den Betroffenen eine ausgeprägte Tendenz, die auslösenden Situationen und Zustände zu vermeiden.

Paradoxe Bewegungen. Hiermit wird das plötzliche, teilweise überschießende Wiederauftreten der Beweglichkeit bezeichnet, die unter anderem bei massivem Stress entsteht. Allerdings bildet sie sich schnell wieder zurück. Erklärbar ist dieses Phänomen durch die bei starker emotionaler Beteiligung mögliche Aktivierung anderer, noch nicht durch die Parkinson-Erkrankung geschädigter Zellverbände.

Überbeweglichkeiten. Hiermit werden „Hyperkinesien" (auch „Spätdyskinesien") bezeichnet, die sich nach dem Ausbleiben der (dopaminergen) Medikamentenwirksamkeit als tänzelnde Bewegungsanomalien der Arme, Beine und Schultern einstellen. Diese Zustände sind für die Betroffenen ausgesprochen befremdlich und führen zu Gefühlen von Peinlichkeit und Scham.

„On-off"-Symptome. Diese Symptome treten in der Endphase der (dopaminergen) Medikamentenbehandlung auf. Dabei gerät der Patient mehrmals täglich in Phasen nahezu absoluter Bewegungsunfähigkeit („off"), gefolgt von einigen Stunden guter Beweglichkeit („on"). Die Symptomfluktuationen sind darauf zurückzuführen, dass die regelmäßig über den Tag eingenommenen (Dopamin-)Präparate nicht mehr eine gleichmäßige Verfügbarkeit dieser Substanz leisten können.

Der allgemeine *Schweregrad* der Symptome wird in der Neurologie zumeist in *fünf Schweregradstadien* eingeteilt:
1. Einseitige Symptomatik, kaum Alltagsbeeinträchtigungen.
2. Beidseitige Betroffenheit, jedoch keine Haltungsinstabilität.
3. Starke Beeinträchtigung, mit Unsicherheiten aber noch steh- oder gehfähig.
4. Voll entwickelte Symptomatik, mit großen Schwierigkeiten geh- und stehfähig.
5. Sehr starke Beeinträchtigung: Rollstuhlnutzung oder Bettlägerigkeit.

Vom psychologischen Gesichtspunkt aus verläuft die Parkinson-Erkrankung in *fünf zeitlichen Phasen*:

Fünf Phasen der Krankheitsentwicklung

Vorphase und Ungewissheit. Viele Patienten nehmen zunächst eine Reihe unspezifischer Krankheitszeichen wahr und es vergehen bis zur Stellung der korrekten Diagnose durchschnittlich zwei Jahre.

Schockreaktion. Danach kommt es nicht selten zu einer psychischen Abwehrhaltung im Sinne des „Nicht-Wahrhaben-Wollens", mit der intuitiv versucht wird, die emotionale Belastung der Diagnosemitteilung zu begrenzen. Nicht selten treten auch Wut- und Verzweiflungsreaktionen auf.

„Drug honeymoon". Mit diesem medizinischem Jargon-Ausdruck (etwa: „Medikamenten-Flitterwochen") wird der Umstand der initial meistens sehr guten Medikamentenwirksamkeit und das daraus resultierende körperliche und psychische Wohlbefinden bezeichnet.

Enttäuschungsphase. Da die gute Medikamentenwirksamkeit nach einigen Jahren (ca. 8 bis 12 Jahren) allmählich zurückgeht, stellen sich in der einen oder anderen Art und Weise die oben genannten Spätsymptome ein. Auch treten jetzt vermehrt vegetative Symptome auf.

Späte Progredienzphase. In dieser späten Phase der Erkrankung werden die Betroffenen mit den unausweichlichen Spätfolgen konfrontiert.

Ganz entscheidend ist bei dieser, viele Betroffene vermutlich eher ängstigenden Aufzählung von Symptomen und Verlaufsdaten jedoch, dass der internationalen Forschungsliteratur übereinstimmend zu entnehmen ist:

Es gibt keinen klaren Zusammenhang zwischen der motorischen Beeinträchtigung und dem psychischen Wohlbefinden!

Dieses bedeutet, dass körperlich sehr stark beeinträchtigte Patienten ein für Außenstehende manchmal erstaunliches Maß an Zufriedenheit und sozialer Aktivität aufweisen, während andere, ungleich weniger Beeinträchtigte, in Rückzug und Depressivität verharren!

In der Wissenschaft unterscheidet man nach der Klassifikation der Welt-gesundheitsorganisation deshalb den *„Krankheitsprozess"* („pathology), von der daraus resultierenden *„Schädigung"* („impairment") sowie der *„Behinderung"* („disability") und dem *„psychosozialen Funktionsverlust"* („handicap", vgl. Abbildung 1). Dabei steht die „pathology" für den Pro-zess der Parkinson-Krankheit, also die Mechanismen, die zu dem allmäh-lich fortschreitenden Verlust unter anderem der dopaminergen Nerven-bahnen führen. Als „impairment" wird der daraus resultierende Zustand bezeichnet, also die Schädigung einiger Gehirnregionen. Diese wiederum führt zu einer Reihe von körperlichen oder psychischen Behinderungen („disability"), welche zwar einige Alltagsfunktionen beeinträchtigen, aber *nicht zwangsläufig* zum Verlust der sozialen Rollen, also zum „psychoso-zialen Funktionsverlust" („handicap") führen müssen.

An der Grenze von „disability" und „handicap" zeigt sich, wie gut ein Be-troffener mit der Erkrankung umgehen kann: Ist es ihm gelungen, trotz deutlicher motorischer Funktionsbeeinträchtigungen noch zahlreiche so-ziale Rollen aufrechtzuerhalten, oder konnte er sogar neue, an die Erkran-kung angepasste und befriedigende Aufgaben übernehmen? Zu diesem Aspekt werden in den späteren Abschnitten dieses Ratgebers wichtige Hin-weise gegeben werden.

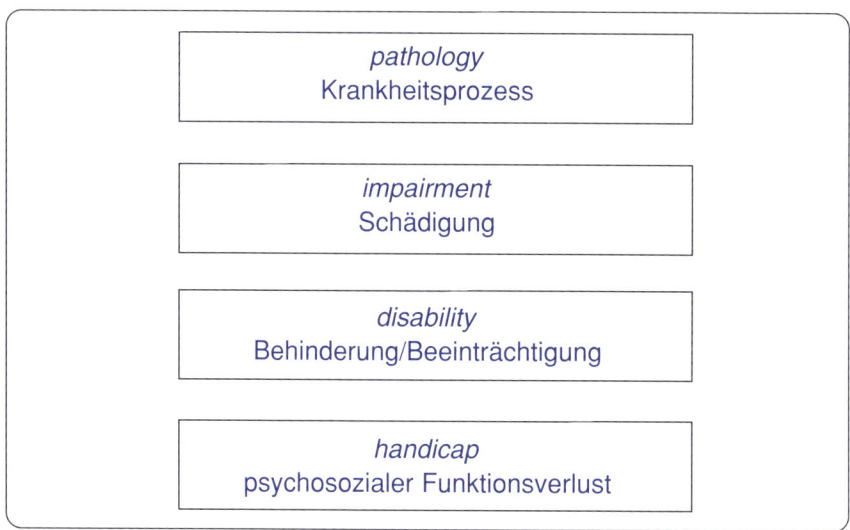

Abbildung 1: Die Klassifikation der Weltgesundheitsorganisation (WHO)

1.4 Wie häufig ist die Parkinson-Krankheit?

Die Parkinson-Krankheit ist vergleichsweise häufig (vgl. Kasten). Auch wenn die Erkrankung in selteneren Fällen schon in den Zwanzigern, bei ganz wenigen Menschen sogar schon vor dem 21. Lebensjahr, auftreten kann, manifestiert sie sich meistens im mittleren und höheren Lebensalter. Je älter ein Mensch wird, desto höher wird also die Wahrscheinlichkeit, eine Parkinson-Erkrankung zu entwickeln. Auch wenn die Erkrankungsraten von Männern und Frauen zumeist als in etwa gleich hoch angesehen werden, so deuten neuere Untersuchungen doch auf einen leicht erhöhten Anteil von Männern hin.

Häufigkeit der Parkinson-Krankheit	
Anzahl Patienten:	ca. 200.000
Anzahl Patienten jünger als 40 Jahre:	ca. 30.000
Jahr der Diagnosestellung – vor dem 50. Lebensjahr:	bei ca. 30 % aller Patienten
– zwischen späten 50ern und frühen 60ern:	bei ca. 40 % aller Patienten
Vorkommen bei den – über 65-Jährigen:	bei 1 bis 2 % aller Personen
– über 80-Jährigen:	bei 3 bis 10 % aller Personen
Vorläufersymptome bei 70- bis 80-Jährigen:	bei ca. 40 % aller Personen
Anzahl der Neuerkrankten („Inzidenz")/Jahr:	4.000 bis 16.000 (5 bis 20/100.000)

Die Frage regionaler Häufungen ist umstritten. So soll es in Südeuropa, Afrika und Asien die niedrigsten Häufigkeiten geben. In Europa fanden sich dagegen wiederholt niedrigere Raten unter Rauchern und Kaffeetrinkern sowie unter der Stadtbevölkerung. Doch diese, an großen Kohorten erhobenen Zusammenhänge sagen nichts über eine Ursache-Wirkungs-Beziehung aus! Ähnlich wie bei den sprichwörtlichen „Störchen und Geburtenraten" sind es oft ungeklärte Drittfaktoren, welche sich hinter diesen statistischen Assoziationen verstecken.

2 Ursachen und Besonderheiten der Parkinson-Krankheit

2.1 Wie entsteht die Parkinson-Krankheit?

Bei den weitaus meisten Parkinson-Erkrankungen, also ungefähr 90 %, ist die Ursache unbekannt. Man spricht deshalb auch von einem „idiopathischen" Parkinson („aus sich heraus"). Ist die Erkrankung eindeutig auf eine Ursache (z. B. eine Enzephalitis) zurückzuführen, handelt es sich um einen „symptomatischen" Parkinson. Dieser ist mit 4 bis 7 % jedoch ebenso selten wie die genetisch bedingte, „familiäre" Form mit etwa 3 bis 6 % (vgl. Kasten).

Ursachen einer Parkinson-Erkrankung	
Ursache unbekannt:	Idiopathischer Morbus Parkinson
Ursache bekannt:	Symptomatischer (sekundärer) Parkinson, z. B. – nach einer Enzephalitis – bei bestimmten Medikamenten (z. B. Antidopaminergika) – nach Vergiftungen (z. B. bei Dämpfen/Stäuben von bestimmten Schwermetallen oder Pestiziden) – bei Stoffwechselerkrankungen (u. a. Morbus Wilson) – evtl. nach Verletzungen von Gehirnstrukturen durch Sauerstoffmangel oder wiederholte Schläge
Genetische Verursachung:	Familiäre Form

Die „Ursache" der idiopathischen Parkinson-Erkrankung liegt in dem schleichenden Abbau der Nervenverbände des Gehirns, welche die koordinierte Beweglichkeit der Muskeln ermöglichen. Für diese Nervenaktivitäten ist unter anderem ein chemischer Botenstoff, das „Dopamin", notwendig. Fällt er allmählich aus, ist die Signalübertragung zunächst erschwert und kommt schließlich zum Erliegen. Der Ausfall muss möglichst rechtzeitig durch medikamentöse Ersatzstoffe ausgeglichen werden. Zusätzlich ist es oft nötig, weitere Medikamente zu geben, um die nicht mehr gegebene Balance der zahlreichen hirneigenen chemischen Botenstoffe zu kompensieren.

Warum gerade die für die motorischen Koordinationsleistungen notwendigen Schaltstellen des Gehirns zum Erliegen kommen, ist unklar. Sicher ist, dass pathologische Anreicherungen bestimmter Eiweiße eine wichtige Rolle spielen. Sie können durch zelleigene Reparaturmechanismen nicht mehr abgebaut werden. Auch bei der nichtfamiliären Form des Parkinson können Mutationen auf bestimmten Genabschnitten diesen Prozess ungünstig beeinflussen. Auch finden sich vermehrt Eisenablagerungen, welche langfristig schädliche Notfallreaktionen der Zelle nach sich ziehen.

Von diesem Prozess sind verschiedene Hirnregionen betroffen, jedoch sind bestimmte Strukturen im Mittel- und Endhirn von besonderer Bedeutung. Hier verlaufen in Regelkreisen organisierte Nervenfasern von den vorderen Segmenten der Hirnrinde zu einer Ansammlung tiefer gelegener Nervenkerne (den sogenannten „Basalganglien") und wieder zurück zur Hirnrinde. Die krankhaften Veränderungen dieser Rückmeldeschleifen führt beim Parkinson dazu, dass sich eine Vielzahl äußerer und innerer, emotionaler Ereignisse unmittelbar auf das körperliche Symptombild auswirkt (vgl. Abbildung 2).

2.2   Parkinson und Tagesform

Damit ist das tägliche Erscheinungsbild der Parkinson-Krankheit bis zu einem bestimmten Grade auch durch die Stimmungslage beeinflussbar. Gut lässt sich das am Zittern erkennen, welches unter jeder Form von Aufregung und Anspannung stärker wird. Das ist sozusagen „normal". Durch die gestörten neuronalen Regelkreise kommt es zu einer Fehlregulation, so dass die gewünschte Modulation der Bewegungen nicht mehr angemessen auf ganz normale Anforderungen hin abgestimmt werden kann (vgl. Abbildung 2).

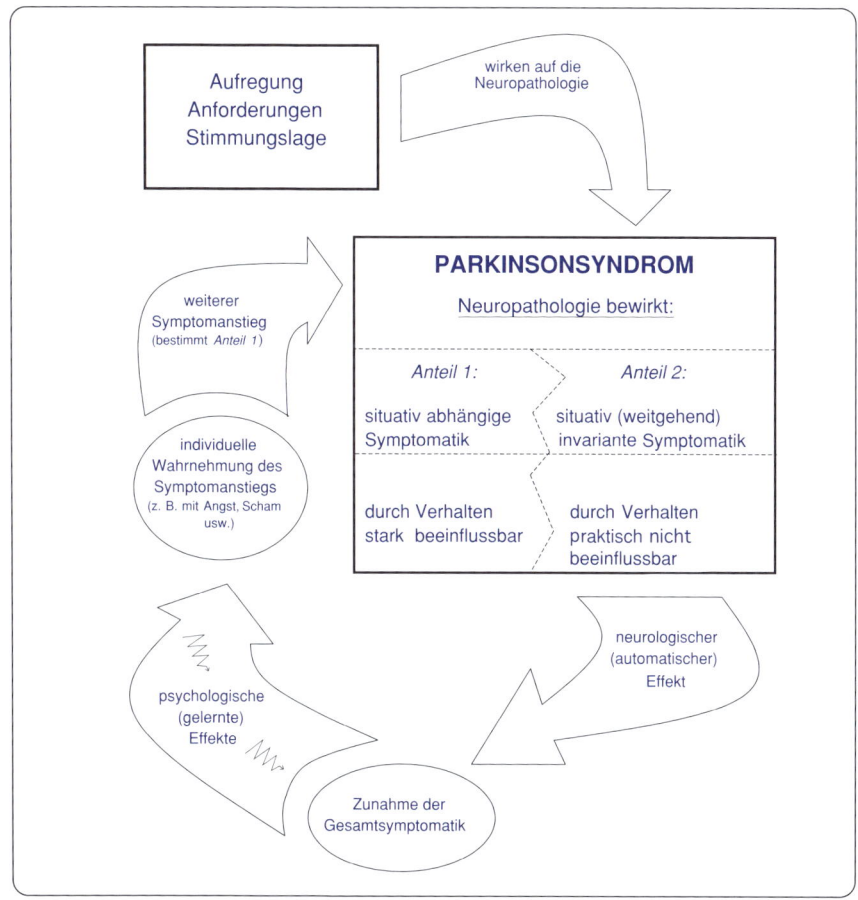

Abbildung 2: Aufregungen und körperliche Symptome – ein komplexes Zusammenspiel

Problematisch wird dieser Vorgang erst, wenn er vom Betroffenen mit Schreck, Unruhe und Scham beobachtet wird. Nicht wenige versuchen dann, diesen Zustand zu verbergen – was regelmäßig zu einer weiteren Zunahme der störenden Symptome führt. Spätestens dann trachten die meisten danach, sich möglichst wenig auffällig zu verhalten. So suchen sie „kritische Situationen" gar nicht mehr auf und vermeiden auf diese Weise, sich der Aufmerksamkeit durch andere auszusetzen.

Nachvollziehbarerweise steigert ein solches Verhalten zwar kurzfristig das Wohlbefinden – oder besser gesagt: es verhindert, dass die befürchteten negativen Konsequenzen eintreten („Der ist wohl betrunken!"). Langfristig wirkt sich dieses Verhalten jedoch ausgesprochen ungünstig aus. Wer sich überhaupt nicht mehr unter (fremde) Menschen begibt, der kommt aus dem Training. Er verliert die Kompetenz, mit anderen zu kommunizieren, Argumente oder eigene Anliegen vorzutragen, sich durchzusetzen und belastende Alltagssituationen angemessen zu bewältigen. Die Konsequenz vermeidender Bewältigungsstrategien kann in Vereinsamung bestehen und möglicherweise auch depressive Zustände nach sich ziehen.

Besonders problematisch ist beim Rückzugs- und Vermeidungsverhalten der Umstand, demzufolge mangelndes Training zu einer verstärkten Aufregung vor eben diesen gemiedenen Situationen führt – und mithin die krankheitsbedingten „normalen" Symptomanstiege nicht nur intensiver, sondern auch häufiger und regelmäßiger auftreten. Ein Teufelskreis ist geschlossen: Menschen geraten durch die Parkinson-Erkrankung situationsbedingt in Zustände, in denen ihre Symptome krankheitsbedingt stärker und sichtbarer werden, dieses ist ihnen unangenehm, sie ziehen sich zurück, und die Kompetenz im Umgang mit derartigen Situationen sinkt, wodurch die Aufregung beim nächsten Mal um so größer ausfällt, die Symptomanstiege sich stärker als sonst darstellen, Unruhe, Unsicherheit und Scham ansteigen etc. – kurzum, die Situation ist für den Betroffenen viel ungünstiger, als es auf Grund der Erkrankung selbst eigentlich sein müsste.

2.3 Die Bedeutung depressiver Stimmungslagen

Zu den häufigen Begleiterscheinungen der Parkinson-Erkrankung gehört die depressive Stimmungslage. Ihr Vorkommen wird mit etwa 40 % angegeben. Dabei handelt es sich aber nur in wenigen Fällen um echte „Depressive Störungen", wie sie im Bereich der Klinischen Psychologie und Psychiatrie beschrieben und behandelt werden. Solche Syndrome können zwar auch bei Parkinson-Patienten auftreten. Entsprechendes gilt für bestimmte Angstsyndrome. So können beim Parkinson gelegentlich sogenannte „Angstanfälle" auftreten, die jedoch nach ca. zehn Minuten wieder abklingen („Ruhe bewahren und langsam durch die Nase ausatmen" hilft). Weitaus häufiger jedoch sind Zustände von Unruhe, Depressivität und Ängstlichkeit, wie sie im Kapitel 3.3 und Kapitel 4 beschrieben werden.

Die psychischen Veränderungen können auf zwei Wegen entstehen. Zum einen können sie eine „Anpassungsreaktion" darstellen, welche zum Beispiel als Folge des Diagnoseschocks entsteht. Auch in den späteren Phasen der Erkrankung können als Reaktion auf die hinderlichen Begleitumstände der Erkrankung Zustände der Verzagtheit auftreten, die den depressiven Syndromen in mancher Hinsicht ähnlich sind.

Zum anderen kann auch die bereits lange vor der klinischen Diagnosestellung voranschreitende Neurodegeneration zu einer Beeinträchtigung der Fähigkeit führen, Glück und Freude zu empfinden. Das allein ist aber noch kein hinreichendes Zeichen für eine depressive Störung! Hierfür sind zusätzlich für solche Erkrankungen typische Denkmuster erforderlich.

Zu einer ersten Einschätzung der depressiven Stimmungslage kann Arbeitsblatt 1 (vgl. Anhang, Seite 61) herangezogen werden.

Wenn Sie die Fragen 1 bis 10, 12 und 14 überwiegend und klar verneinen (und die Fragen 11, 13 und 15 entsprechend bejahen), trotzdem aber häufig unglücklich sind, sich nicht so recht zu etwas aufraffen können und Schwierigkeiten haben, wie früher „echte Freude" zu empfinden, dann leiden Sie vermutlich an einem Zustand niedergedrückter Stimmungslage, der sich aus den neuronalen Veränderungen der Parkinson-Erkrankung erklärt. Nur wenn Sie die Fragen 1 bis 10, 12 und 14 sehr eindeutig *bejahen* (und die Fragen 11, 13 und 15 entsprechend klar *verneinen*), sollten Sie mit Ihrem behandelnden Neurologen absprechen, ob eine spezialisierte Depressionsdiagnostik (und entsprechende Behandlung) angezeigt ist. Wenn nämlich eine krankheitsbedingt depressive Stimmungslage, aber keine originäre „Depressive Störung" vorliegt, kann man mit „Bordmitteln" eine ganze Menge zur Verbesserung des Befindens beitragen (vgl. Kapitel 4).

2.4 Die Rolle der Demenz

Eine große Angst vieler Parkinson-Patienten besteht in der Furcht, dement zu werden. Und in der Tat werden die Demenzraten oft bei gut 30 % angegeben. Unabhängig von der Tatsache, dass in vielen wissenschaftlichen Studien ein sehr mildes Demenzkriterium verwendet wird (weil man auf keinen Fall eine mögliche Demenz übersehen will und deshalb schon geringgradige Veränderungen hinzuzählt), muss man auch wissen, dass sich viele Patienten in einem Alter befinden (nämlich 80 und mehr), in welchem die Wahrscheinlichkeit einer Demenz auch bei der nicht am Parkinson erkrankten Bevölkerung bereits bei 20 bis 25 % liegt und bei den hochbetagten 95- und über 100-Jährigen Anteile von bis zu 50 % erreicht! Die Demenzen werden also das große Volksleiden der kommenden Jahrzehnte darstellen, unabhängig davon, ob zusätzlich noch eine Parkinson-Erkrankung vorliegt oder nicht.

Zum besseren Verständnis der Demenzproblematik ist es zunächst erforderlich, einige definitorische Klärungen anzuführen. So wird von einer (Alzheimer-)Demenz grundsätzlich nur dann gesprochen, wenn ein „globaler" Ausfall der geistigen Leistungskraft vorliegt. Das Verlegen des Schlüssels, das gelegentliche Vergessen eines Namens oder andere Gedächtnisprobleme allein sind für diese Diagnose *keinesfalls* hinreichend, denn eine Demenzdiagnose darf nur vergeben werden, wenn viele unterschiedliche Aspekte zusammenkommen (vgl. Kasten):

Um eine Demenzdiagnose zu vergeben, müssen folgende Aspekte gegeben sein:

- deutliche Ausfälle in *vielen verschiedenen* Gedächtnisaspekten *und*
- die zunehmende Unfähigkeit, alltägliche Dinge zu benennen *und*
- erhebliche Schwierigkeiten, etwas abzuzeichnen *und*
- große Schwierigkeiten, Wörter einer Kategorie zu generieren *und*
- die Fähigkeit, einen Tag zu planen und sich etwas vorzustellen *sowie*
- schwere Konzentrations- und Aufmerksamkeitsprobleme.

Darüber hinaus muss sichergestellt sein, dass
– diese Fähigkeiten früher in deutlich besserem Ausmaß vorlagen,
– ihre Einschränkungen zu *erheblichen* Behinderungen des Alltages führen,
– eine über Jahre sich hinziehende, schleichende Verschlechterung festzustellen ist (zumindest bei der häufigsten, der Alzheimer-Demenz).

Bei all diesen Problemen ist jeweils abzuklären, dass sie nicht, wie zum Beispiel bei der Schwierigkeit, Schnürsenkel zusammenzubinden, auf die unmittelbaren Auswirkungen der *motorischen* Parkinsonsymptome zurückzuführen sind. Auch Nebenwirkungen der Medikamente oder eine depressive Stimmungslage können zu erheblichen Leistungseinbußen führen.

Sollten Sie trotzdem das Gefühl haben, dass „etwas bei Ihnen nicht stimmt", dann können Sie sich mit den Fragen im Arbeitsblatt 2 (vgl. Anhang, Seite 63) kurz testen.

Wenn Sie bei diesen Aufgaben überhaupt nicht zurechtkommen oder erhebliche Schwierigkeiten haben (z. B. bei Übung 2 nur 3 bis 4 Begriffe pro Minute schaffen), sollten Sie diese Beobachtungen ebenfalls mit Ihrem behandelnden Neurologen besprechen. Gegebenenfalls veranlasst er dann spezielle, sogenannte „neuropsychologische" Testuntersuchungen. Auf jeden Fall sollten Sie sich zur Absicherung (oder Widerlegung) eines Demenzverdachtes an einen hierfür speziell qualifizierten (Neuro-)Psychologen überweisen lassen (s. auch Homepage der GNP, „Gesellschaft für Neuropsychologie"; www.GNP.de). Unabhängig davon können Sie sich die folgenden, weiteren Fragen stellen:

1. Sind die in den Übungen von Arbeitsblatt 2 erkennbaren Probleme ganz allmählich stärker geworden?
2. Sind Sie von nahestehenden Personen schon mal auf das eine oder andere Problem angesprochen worden?
3. Fühlen Sie sich durch diese Probleme in Ihren Alltagsabläufen zunehmend eingeschränkt (*unabhängig* von den spezifischen Parkinsonsymptomen, der Medikation oder der Stimmung)?
4. War Ihr alltägliches Funktionsniveau bezüglich der in den Übungen angesprochenen Leistungsbereiche früher *deutlich* besser (wiederum unabhängig von den parkinsonspezifischen Beeinträchtigungen)?

Bei allen Testbefunden, und in ganz besonderem Maße natürlich bei jeder Form von Selbsttestung oder -beobachtung, ist jedoch zu bedenken, dass ungewohnte Leistungseinbrüche immer auch durch die Wirkung der Medikamente entstehen können. Zudem gehört es zu den Besonderheiten der Parkinson-Erkrankung, dass

- Zeitdruck,
- unklare Aufgabenstellungen,
- ein schneller Wechsel zwischen verschiedenen Aufgabentypen
- jede Form von Leistungsangst und „Druck"

zu erheblichen Einbußen führen können. Diese ähneln nicht selten einer frühen oder mittelgradigen Demenz. Deshalb sollten *keinesfalls Selbstdiagnosen* gestellt, sondern bei Beunruhigung und Zweifel stets fachkundiger Rat eingeholt werden. In aller Regel werden die Ängste zerstreut und die beunruhigenden Beobachtungen auf andere als die befürchteten Ursachen zurückgeführt werden können.

Trotzdem finden sich bei Parkinson-Patienten auch mentale („kognitive") Leistungsausfälle. So kommt es sogar in praktisch allen geistigen Bereichen zu – allerdings sehr speziellen – Minderleistungen. Diese treten immer dann auf, wenn die für die Lösung einer Aufgabe erforderlichen Regeln internal, also vom Nervensystem selbst, generiert, werden müssen. Zum besseren Verständnis hilft vielleicht ein Blick auf die Motorik:

Wenn wir gehen, müssen nicht nur die Füße abwechselnd nach vorn gesetzt werden, sondern es ist auch ein kompliziertes Zusammenspiel zahlreicher Beinmuskeln und der Bein-/Fußgelenke erforderlich, damit die Füße zweckgemäß nacheinander und fließend abgerollt werden können. Das geschieht beim Gesunden völlig automatisch, denn für Koordination und Ausführung der Bewegungsmuster sorgen bestimmte Funktionsschleifen unseres Nervensystems. Beim Parkinson jedoch sind unter anderem die für diese Regelbildung erforderlichen neuronalen Rückmeldeschleifen von den Abbauerscheinungen betroffen. Deshalb hat der Parkinson-Patient Probleme zum Beispiel mit dem Gehen (z. B. dem „kleinschrittigen Gang").

Die Ursache liegt also in einer „internalen" Funktionsstörung der neuronalen Regelbildung begründet, über welche normalerweise die automatischen Abläufe durchgeführt werden. Wird jetzt allerdings ein externaler, beispielsweise akustischer (z. B. Marschmusik) oder optischer Hinweisreiz gegeben (z. B. Zebrastreifen, der waagerechte Steg an bestimmten

Spazierstöcken), dann können die Fußbewegungen wieder weitgehend flüssig vollzogen werden. Es ist also das akustische oder optische Hilfsmittel, welches die Information von außen zuführt, die von innen, vom Nervensystem selbst nicht mehr generiert werden kann.

Bei geistigen Leistungen ist es ebenso: Fragt man einen Parkinson-Patienten (des etwas fortgeschrittenen Stadiums) nach kurz zuvor gelernten oder erfahrenen Sachverhalten, dann kann die entsprechende Antwort oft nicht gegeben werden und der Betroffene befürchtet nicht selten den Beginn einer Demenz. Lässt man ihm dagegen etwas Zeit, oder bietet man beispielsweise den ersten Buchstaben als Hilfe an, dann bereitet die richtige Antwort in der Regel keine größere Mühe. Liegt zwischen dem Lernen und dem Abruf also etwas Zeit, dann *verbessert* sich die Leistung beim Parkinson-Patienten – während es sich bei der Demenz genau umgekehrt verhält. Wie ist das zu erklären?

Parkinson-Patienten können den in Frage stehenden Sachverhalt sowohl lernen, als auch behalten und wieder abrufen. Nur die Bedingungen, unter denen dieses zu geschehen hat, sind gegenüber Nicht-Erkrankten eingeschränkt. So fällt es dem Patienten schwer, die Gedächtnisspeicher selbstständig nach dem richtigen Begriff zu durchforsten. Das ist etwa so, als würde man ein Buch in einer großen Landesbibliothek ganz ohne Register finden wollen. Man würde – wenn man es denn überhaupt fände – sehr viel Zeit benötigen. Deshalb auch ist Zeitdruck für Parkinson-Patienten so verheerend. Stellt man allerdings eine Suchhilfe zur Verfügung, im Beispiel durch eine Kartei mit Standortnummer, dann wird das Buch schnell gefunden werden können.

Beim Lernbeispiel läuft es analog: Entweder steht genügend Zeit zur Verfügung, so dass der Patient alle „Regale" seiner Gedächtnisspeicher selbst durchsuchen kann, oder aber er kann eine externe Hilfe zum Beispiel in Form des Anfangsbuchstabens nutzen. Normalerweise würde das Gehirn die „Regale" ähnlich wie beim Fußbewegungsbeispiel mit einer selbstgenerierten Hilfe durchforsten (z. B. „Wann habe ich den Sachverhalt wo unter welchen Umständen gelernt?" o. Ä.), doch genau das funktioniert auf Grund der geschädigten neuronalen Funktionsschleifen nicht mehr so gut.

Dieses Prinzip parkinsonbedingter Minderleistungen lässt sich auf alle geistigen Funktionen anwenden. Insbesondere finden sich Probleme in den skizzierten Gedächtnisprozessen und in komplexeren Aufmerksam-

keitsprozessen. Ähnlich wie beim Gedächtnisbeispiel sollten sich die Betroffenen also
– genügend Zeit lassen,
– nur eine Aufgabe auf einmal erledigen und
– nicht zu schnell zwischen verschiedenen Aufgaben hin- und herschalten.

Nur dann können die genannten Such- und Regelbildungsprozesse adäquat ablaufen. Grundsätzlich gilt also: Was nach einer demenziellen Entwicklung aussieht, ist oft nur eine parkinsonspezifische Minderleistung, die sich im Prinzip gut *kompensieren* lässt.

3 Die Behandlung der Parkinson-Krankheit

Zur medizinischen Behandlung der Parkinson-Erkankung gibt es inzwischen eine Vielzahl von Ratgebern, so dass diese Behandlungsstrategien hier nicht im Detail aufgeführt werden müssen. Wichtig ist nur zu wissen, dass es unterschiedliche Behandlungsansätze gibt, die sich im Regelfall wechselseitig ergänzen:
– Medikamentöse Strategien,
– Operative Verfahren,
– Psychologische Behandlungen,
– Physiotherapie – Logopädie – Ergotherapie.

3.1 Medikamente

In allen Stadien der Erkrankung ist eine genaue medikamentöse Einstellung unverzichtbar. Die Pharmakotherapie kann nicht ersetzt werden. Gerade in den frühen Phasen der Erkrankung kann eine fast völlige Beschwerdefreiheit erreicht werden. Die Medikamente wirken, indem sie im Gehirn des Parkinsonkranken entweder den hauptsächlich ausgefallenen chemischen Botenstoff (das „Dopamin") ersetzen, seinen Abbau verzögern oder das gestörte Gleichgewicht durch die Beeinflussung der anderen Botenstoffe des Gehirns neu einstellen. Leider haben die meisten Medikamente auch Nebenwirkungen, die wiederum durch andere Pharmaka kompensiert werden müssen.

Zu diesen Nebenwirkungen gehören je nach Präparat beziehungsweise Präparatekombination „vegetative Symptome" wie zum Beispiel das vermehrte Schwitzen, Übelkeit, Schwindel, Mundtrockenheit, Magen-Darm-Störungen und erniedrigter Blutdruck, aber auch Veränderungen der sexuellen Funktionsfähigkeit (gelegentlich mit Steigerung des sexuellen Antriebes). Einige Präparate wirken sich ungünstig auf Gedächtnis- und die Aufmerksamkeit aus, andere können zu gelegentlicher Verwirrtheit, Überbeweglichkeit und halluzinationsähnlichen Wahrnehmungen führen. Auch Schlafstörungen treten gehäuft auf.

Leider können die Medikamente den neuronalen Abbau weder stoppen noch die bereits untergegangenen Nervenbahnen wieder herstellen. Trotzdem gibt es inzwischen vielversprechende Versuche zur „Neuroprotektion", über die in der Zukunft vielleicht eine echte Verzögerung der Nervendegeneration ermöglicht werden kann. Bis dahin wird durch die Medikamente erreicht, dass die Kommunikation zwischen den einzelnen Nerven verbessert wird.

Die normalen Botenstoffe des Gehirns haben nämlich genau diese Funktion: Wie ein Gepäckwagen die in den Gepäckstücken enthaltenen Infor-

Tabelle 1: Die wichtigsten Parkinsonmedikamente

Wirkstoff-klasse	Handelsnamen (Deutschland)	Wirkung
L-Dopa & Benserazid	Madopar	ersetzt das körpereigene Dopamin
L-Dopa & Carbidopa	Striaton, Isicom, Nacom	ersetzt das körpereigene Dopamin
Dopamin-Agonisten	Dopergin, Pravidel, Parkotil, Cripar, Almirid, Kirim, Requip, Bromocriptin ratiopharm	Regen die Aktivität des verbliebenen Dopamins an
Anticholiner-gika	Congenitol, Akineton, Biperidin-neuraxpharm, Biperiden-ratiopharm, Parkopan, Desiperiden, Norakin, Artane, Tremarit, Metixen, Osnervan, Sormodren	Hemmen den relativen Überschuss des Transmitters Azetylcholin
Amantadine	PK Merz, Tregor, Amantadin ratiopharm, Adekin, Amanta, Virigyt	Blockieren den relativen Überschuss des Glutamats
MAO-B-Hemmer	Antiparkin, Deprenyl, Movergan	Hemmen den Abbau des Dopa
COMT-Hemmer	Tasmar, Comtess	verhindern, dass das L-Dopa außerhalb des Gehirns abgebaut wird

mationen von einem Bahnsteig zu einem anderen Gleis transportieren hilft, so ermöglichen die chemischen Botenstoffe (z. B. Neurotransmitter wie das Dopamin), die im Nervensystem weiter geleitete elektrische Information von einem Nerven auf den anderen zu übertragen. Das ist notwendig, weil die Nervenbahnen nicht direkt miteinander verwachsen, sondern durch einen kleinen Spalt unterbrochen sind. In diesem Spalt transportieren die natürlichen Botenstoffe die Information – und beim Parkinson übernehmen die Medikamente genau diese Funktion. In Tabelle 1 findet sich eine Übersicht über die gängigsten Medikamente und ihre Wirkungen.

Die Frage der genauen pharmakologischen Therapie ist nach wie vor Gegenstand intensiver Forschung. Die Ansprechbarkeit auf die einzelnen pharmakologischen Behandlungsstrategien ist von Patient zu Patient außerordentlich verschieden. Von daher ist es oft unumgänglich, dass der Patient für die komplizierte Ersteinstellung sowie für die immer wieder erforderlichen Neueinstellungen längere Zeit in einer spezialisierten Parkinsonklinik verbleibt. Nur so ist über die regelmäßige tägliche Beobachtung der Tagesverläufe eine präzise Abschätzung der Wirkungen und Nebenwirkungen möglich.

3.2   Operationen

Da die Medikamente nach einiger Zeit nicht mehr optimal wirken (vgl. „Spätdyskinesien", S. 13), kommt den Operationen heute wieder eine größere Bedeutung zu. Man unterscheidet dabei:
– ausschaltende Verfahren,
– Stimulationstechniken („Hirnschrittmacher") und
– Transplantationen.

Die „ausschaltenden Verfahren" zerstören heute nicht mehr wie früher ganze Areale in den für die Bewegungskoordination zuständigen, tief gelegenen Teilen des Gehirns. Mit den heutigen Techniken der Neurochirurgie ist es dagegen möglich, innerhalb dieser Gebiete genau umgrenzte Nervengebiete und -bahnen zu unterbrechen und damit eine erhebliche Verbesserung der motorischen Symptome zu erreichen („unilaterale, posteroventrale Pallidotomie"). Nebenwirkungen scheint es mit dieser Methode kaum zu geben.

Bei der „Tiefenhirnstimulation" handelt es sich dagegen um einen umkehrbaren Eingriff, bei dem unter Lokalanästhesie beidseitig Stimulationselektroden in einen für die Motorik wichtigen Kern, der sogenannten „Basalganglien", implantiert werden. Diese dauerhaft eingebrachten Elektroden werden durch einen über dem Schlüsselbein unter der Haut angebrachten Schrittmacher aktiviert. Dieser Impulsgenerator kann vom Patienten bei Bedarf selbstständig an- und ausgeschaltet oder über ein Programmiergerät innerhalb bestimmter Grenzen gesteuert werden.

Überlegt werden kann diese Operationstechnik, wenn
– die Behandlung mit Medikamenten nicht mehr hinreichend gelingt,
– eine Restwirksamkeit der Dopaminersatzpräparate aber noch gegeben ist.

Von einer Operation wird dagegen abgesehen:
– bei Vorliegen einer Demenz,
– bei schweren psychischen Syndromen,
– anderen Begleiterkrankungen und
– einer mangelnden Mitarbeitsbereitschaft.

Sowohl bei sehr schweren Überbeweglichkeiten als auch bei langen Phasen der Erstarrung führen die Stimulationstechniken zu einer guten und nebenwirkungsarmen Verbesserung des Symptombildes. Wenn Nebenwirkungen auftreten, sind sie meistens vorübergehender Natur, beziehen sich auf umschriebene Bereiche der akzessorischen Symptome (s. Kapitel 1.3). Allerdings sprechen neuere Fallbeobachtungen offensichtlich doch für ein gewisses Risiko in Bezug auf die Sprache und die emotionale Regulation. Deshalb wird derzeit einiges an Forschungsanstrengungen unternommen. Auf jeden Fall kann das Voranschreiten der Parkinson-Erkrankung auch durch die operativen Verfahren bislang nicht aufgehalten werden und eine umfassende medikamentöse Behandlung ist weiterhin unumgänglich.

Transplantationen wurden bislang vorwiegend mit dem Gewebe von Embryos durchgeführt. Die Wirksamkeit ist nicht nur wegen zahlreicher unerwünschter Begleiterscheinungen außerordentlich umstritten. Die Langzeitwirkung wird von vielen Fachleuten in Frage gesellt, nicht zuletzt, weil Scheinoperationen ebenfalls zu guten Ergebnissen geführt haben. Problematisch ist sicherlich auch die ethische Dimension dieser Methode. So wird das Zellmaterial von zwei bis neun, jeweils fünf bis neun Wochen alten, frisch abgetriebenen menschlichen Embryonen benötigt. Die Möglichkeit einer Übertragung dopaminergen Materials anderer Spezies auf den Menschen ist derzeit noch völlig offen. Das Gleiche gilt für die Transplantation dopaminproduzierender Zellen der Retina (sogenannte hRPE-Zellen) aus Organspenden. Ihr Einsatz befindet sich ebenso im Experimentalstadium wie die Nutzung von Stammzellen aus Föten.

3.3 Psychotherapie

Neben den zahlreichen medizinischen Behandlungsformen gibt es aber viele psychologische Methoden, mit denen man das Beschwerdebild in erheblicher Weise lindern kann. Diese Maßnahmen sind jedoch immer „adjuvant", dass heißt, dass sie die medizinische Behandlung begleiten und ergänzen, niemals jedoch ersetzen können.

Psychotherapeutische Maßnahmen zielen beim Parkinson auf das „handicap", also auf die psychosozialen Beeinträchtigungen des täglichen Lebens und nur indirekt auf die motorischen Behinderungen („disability"). Vor allem soll erreicht werden, dass die durch die Erkrankung bewirkten Einschränkungen der sozialen Integration nicht größer als unbedingt notwendig werden. Wenn Beeinträchtigungen des sozialen Funktionsniveaus unvermeidlich sind, dann geht es um die Entwicklung neuer Betätigungsfelder mit hohem Belohnungswert.

Eine professionelle Psychotherapie zeichnet sich dadurch aus, dass zunächst eine genaue psychologische Diagnostik vorgenommen wird (vgl. Kasten). Es ist klar, dass diese Fragen nur von einem spezialisierten Fachpsychologen (mit Approbation!) oder einem entsprechend weiter gebildeten Arzt beantwortet werden können. Auf den Ergebnissen einer solchen Diagnostik lassen sich psychologische Maßnahmen aufbauen, die spezifisch auf *bestimmte* Problembereiche abzielen. Die häufigsten Indikationen sind zum Beispiel:
– Soll eine krankheitswertige Depression oder Angststörung behandelt werden?
– Bedarf die Bewältigung des Krankheitsgeschehens einer fachkundigen Unterstützung?

- Sollen die situativen Abhängigkeiten der Symptomatik psychologisch beeinflusst werden?
- Sind bestimmte Bereiche der geistigen Leistungsfähigkeit zu behandeln?

Diagnostische Fragen

- Liegt zusätzlich („komorbid") eine psychische Störung mit Krankheitswert vor (vor allem aus dem Bereich der depressiven und Angststörungen)? Wenn ja, war eine solche Störung eventuell schon vor der Diagnosestellung des Parkinson latent vorhanden?
- Liegt eventuell eine übermäßige affektive Reaktion auf den Parkinson, die Konfrontation mit der Diagnose oder mit den Besonderheiten des Verlaufes vor?
- Sind die psychischen Veränderungen möglicherweise als integraler Bestandteil des Parkinson-Syndroms anzusehen?
- Gibt es situative Gegebenheiten, welche zu einer – medizinisch nicht zwingend notwendigen – Verschlechterung der Symptomatik beitragen? Lassen sich emotionale Auslöser oder Reaktionen der Umwelt erkennen, welche mit dem situativen Symptombild in Zusammenhang stehen (besonders Depression/Depressivität und Angst/Ängstlichkeit)?
- Ist die Furcht vor dem geistigen Abbau berechtigt? Sind eventuell vorhandene Veränderungen im Rahmen einer Demenz einzuordnen oder handelt es sich – was weitaus häufiger der Fall ist – um spezifische Teilleistungsstörungen, auf die man sich gut einstellen kann?

Inzwischen gibt es für die Parkinson-Erkrankung bereits eine Reihe von überprüften psychotherapeutischen Vorgehensweisen. Neben dem eigenen, auf die soziale Integration zielenden Programm (Leplow, 2007) sind das die Interventionsansätze von Macht (2003) und Macht und Ellring (2003) sowie ein stark auf die motorische Regulation in Alltagssituationen zielendes Programm von Birbaumer und Strehl (1996).

Bei der Entscheidung, ob Sie zusätzlich eine psychotherapeutische Maßnahme (Beratung oder Therapie) in Anspruch nehmen wollen, ist zunächst zu klären, ob der/die Anbieter/in der Maßnahme über die Berechtigung zur Ausübung der Heilkunde („Approbation") verfügt und ob der „Fachkundenachweis" Verhaltenstherapie vorliegt. Kennt er/sie sich mit neurologischen Krankheitsbildern aus? Die derzeitige Zertifizierung als „Klinischer Neuropsychologe GNP" ist zwar sinnvoll und hilfreich, allein jedoch nicht ausreichend (da es hier um *psychotherapeutische* Maßnahmen geht).

Ob die vorgeschlagene Maßnahme selbst seriös ist, erkennen Sie an einer Reihe von klaren Indikatoren (vgl. Kasten). Grundsätzlich gilt, dass seriöse Behandlungsangebote bei entsprechend qualifizierten Anbietern („Psychologischen" oder „Ärztlichen Psychotherapeuten") auf Krankenschein möglich sind!

Indikatoren für eine seriöse Therapiemaßnahme

- Wird das Ziel der psychologischen Maßnahme präzise benannt? Oder liegt ein globales Besserungsversprechen vor (womöglich gar auf „Heilung")?
- Wird der hierfür erforderliche Zeitaufwand angegeben?
- Wird über die Voraussetzungen (auf Seiten des Patienten als auch auf der/des Therapeuten/in) Auskunft gegeben? Wird auch gesagt, wann die Maßnahme *nicht* angezeigt ist?
- Werden Wahrscheinlichkeitsaussagen über den zu erwarteten Effekt angegeben und begründet?
- Werden „Nebenwirkungen" angegeben? Damit sind mit dem Aufwand der Maßnahme vielleicht auftretende Belastungen oder kurzfristige psychische Stimmungsveränderungen oder Ähnliches gemeint. Generell gilt wie in der Medizin: Alles was wirkt, hat auch eine Nebenwirkung!
- Ist die Logik der Maßnahme nachvollziehbar und entspricht sie dem Stand der Wissenschaft? Oder handelt es sich um einen Ideenmix mit Wortneuschöpfungen (z. B. „neurokognitive Therapie" etc.), für deren Wirksamkeit es in der wissenschaftlichen Literatur keine Belege gibt?

3.4 Ergänzungstherapien

Zu den nichtpharmakologischen Unterstützungstherapien gehört neben der *Physiotherapie* vor allem die systematische Behandlung der Sprechfunktionen, welche von speziell geschulten *Logopäden* durchgeführt wird (z. B. „Lee Silverman Voice Treatment", „LSVT"). Dieses Training zielt über die gezielte Stärkung der Lautstärke auf die bessere Synchronisation der einzelnen raum-zeitlichen Elemente eines Sprechaktes. Auch wirkt es sich günstig auf den Speichelfluss aus, da durch die Stärkung der gesamten Muskulatur des oberen Verdauungstraktes eine bessere Kontrolle des Zunge-Schlund-Systems ermöglicht wird und dadurch der Schluckakt besser gesteuert werden kann.

Bezüglich der *Ernährung* gelten im Wesentlichen die üblichen Regeln gesunder Nahrungsaufnahme, doch sollte nur im „On"-Zustand gegessen und die Vorverdauung durch ein gezieltes Kau- und Esstraining zusätzlich unterstützt werden. Vor allem aber sollte das L-Dopa-Medikament deutlich vor der Nahrungsaufnahme eingenommen werden, damit es nicht in Konkurrenz zum Eiweißangebot der Nahrung tritt. Darüber hinaus erleichtert eine ballaststoffreiche, eiweißreduzierte und mit viel Flüssigkeit eingenommene Kost den Transport durch den Verdauungstrakt und beschleunigt die Ausscheidungsfunktion. Ansonsten gibt es keine „Parkinson-Diät". Das gilt auch für das gelegentlich diskutierte Vitamin E. Wichtig ist jedoch, dass die Staffelung der Mahlzeiten über den Tag in Verbindung mit einer gezielten Aktivitätsplanung der Tagesmüdigkeit entgegenwirken kann.

4   Was man selbst unternehmen kann

Zu den leicht einsetzbaren Selbsthilfestrategien zählen die Fähigkeiten,
– die Erkrankung und ihre Begleitumstände in angemessener Form zu kommunizieren,
– plötzliche, aufregungsbedingte Symptomanstiege abzufangen sowie
– die Lebensführung auf die Erkrankung einzustellen, sich aber so wenig wie möglich aus dem aktiven (sozialen) Leben zurückzuziehen.

4.1   Wie spreche ich mit anderen über meine Symptome?

Vielen Patienten fällt es ausgesprochen schwer, von sich aus die auffälligen und nicht selten auch befremdlichen oder gar unästhetischen Symptome anzusprechen. Das Resultat ist oft ein Rückzug aus dem sozialen Umfeld und eine Reduzierung auf den engsten Familienkreis – der den Verlust der Freunde und Aktivitäten aber nicht vollständig ersetzen kann. Nicht selten resultieren daraus Beziehungs- und Kommunikationsprobleme (vgl. Kapitel 2.2), die das Leben unnötig erschweren.

Um dem entgegenzuwirken, ist es hilfreich, sich zunächst zu überlegen, „wo" überhaupt eine Notwendigkeit entstehen könnte, andere über die Erkrankung ins rechte Bild zu setzen. Das sind vor allem ganz alltägliche zwischenmenschliche Situationen (vgl. Kasten).

Beispiele

– Ein Lehrer/leitender Angestellter o. Ä. steht morgens vor seiner Klasse/ seinen Mitarbeitern.
– Auf einem Familienfest wird ein Patient mit neuen Gästen konfrontiert.
– Eine Patientin möchte abends ausgehen und dabei ggf. auch einen Partner kennen lernen.
– Eine Patientin möchte an Gruppenaktivitäten teilnehmen, kann aber bei bestimmten Unternehmungen nicht mithalten.

- An der Supermarktkasse oder am Bankschalter baut sich durch die motorische Ungeschicklichkeit und die dadurch bedingte zeitliche Verzögerung eine lange Schlange auf.
- Im Sportverein/der Firma/der Familie ist eine Ansprache zu halten/Ehrung auszusprechen etc.
- An einer Bushaltestelle oder einem anderen Platz wird gespottet („Sieh mal, der Betrunkene", „… die Verrückte" etc.).

Derartige Situationen sind für die meisten hochgradig schambesetzt. Die Betroffenen versuchen, ihre Symptome zu verstecken und „irgendwie zu funktionieren". Dadurch steigt die Anspannung und die Symptome bilden sich kurzzeitig stärker aus als „eigentlich" nötig. Und oft ziehen sich die Betroffenen völlig aus derartigen Situationen zurück. Die Folge ist dann ein gravierender Verlust von Quellen potenzieller Freude und Anerkennung. Besser ist es dagegen, sich zu überlegen, wie man – angepasst auf die jeweilige Situation – verbal reagieren könnte. Dabei sollte die Information kurz, knapp und anschaulich sein, keine Schönfärberei enthaltene, aber auch nicht dramatisieren oder falsche („Schüttellähmung") beziehungsweise missverständliche („Nervenleiden") Begriffe enthalten (vgl. Kasten).

Besser: Verständliche und knappe Informationen geben

- Nicht mehr als drei bis fünf Sätze!
- Keine Fremdworte!
- Was ist *intakt*?
- „Kleine Ursache – große Wirkung"!
- Schwankungen sind normal!
- Verschlechterungen sind oft abhängig von konkreten Auslösern!
- Verständliche Bilder nutzen!
- Jeder Verlauf ist anders!

Statt also zu sagen:

„Ich habe Morbus Parkinson, das ist eine neurodegenerative Hirnerkrankung, die den von Ihnen sicherlich schon bemerkten Tremor bewirkt",

ist es viel verständlicher, beispielsweise zu sagen:

> „Wundern Sie sich bitte nicht, wenn ich morgens ein wenig unsicher stehe und zittere, das liegt nicht etwa an einem abendlichen Alkoholkonsum, sondern an einer Erkrankung, bei der die Koordination der Muskulatur nicht ganz genau funktioniert".

Diese Erläuterung ist sehr kurz, beschreibt angemessen die Realität, vermeidet jedoch unverständliche medizinische Fachwörter und Mehrdeutigkeiten und gibt in anschaulicher Form genau die Information, die auch wirklich erforderlich ist. So kann sich unter einer „mangelhaften Koordination der Muskulatur" jeder etwas vorstellen. Ferner enthält die Formulierung „nicht ganz genau funktioniert" implizit den Hinweis, dass die meisten Funktionen intakt sind. Auch ist klar, dass das Zittern nicht zum Beispiel auf Alkoholexzesse zurückzuführen ist.

Hilfreich ist es, sich Klarheit darüber zu verschaffen, welche konkreten Situationen persönlich von Bedeutung sind. Für genau diese Situationen sollte man sich nach obigem Muster einige Sätze zurechtlegen. Dabei ist es von entscheidender Bedeutung, dass die Formulierungen auf die eigenen Sprachgewohnheiten angepasst sind. Deshalb auch ist die Verwendung gestanzter, vorformulierter Wendung nicht hilfreich. Bildhafte Ausdrucksformen können jedoch sehr nützlich sein. Dies gilt besonders für den Umstand, dass bereits sehr kleine Veränderungen im Haushalt der chemischen Botenstoffe des Gehirns schwerwiegende Symptome nach sich ziehen können. Solche Bilder sind zum Beispiel:
– das Schienennetz der Bundesbahn,
– ein Zentralrechner,
– ein Stellwerk,
– ein Relais,
– die Organisationszentrale eines Großunternehmens,
– ein militärischer Führungsstab.

Bei der Verwendung derartiger Bilder wird sehr schnell klar, dass bereits kleine Abweichungen im Informationsfluss gravierende Auswirkungen nach sich ziehen können. Und umgekehrt arbeitet auch beim Vorhandensein gravierender Störungen nicht gleich das gesamte Unternehmen, das Schienennetz, der Computer etc. defizitär. Auch beim Parkinson ist Vieles intakt. Und darauf hinzuweisen ist von entscheidender Bedeutung. Generell gilt: Je „zentraler" die fehlerbehaftete Steuerungseinheit gelegen ist (je tiefer im Gehirn die Schädigung also anzutreffen ist), desto schwerer sind die Auswirkungen und desto schwieriger sind sie zu beheben – genau wie bei der Parkinson-Erkrankung:

„Kleine Ursache – große Wirkung"

Fährt ein Zug an einem Provinzbahnhof zu spät ab, kann es im ganzen Fahrplan zu übermäßigen Verspätungen kommen. Diese wirken sich nicht selten auf Fernzüge in entlegenen Bahnhöfen aus.

„Idiopathische, unbekannte Ursache"

Wird die Zugverspätung am Provinzbahnhof nicht weitergegeben, kann es schnell zu schlimmen Konsequenzen – bis hin zu „idiopathischen" Unfällen – am nächsten Zentralbahnhof kommen, und zwar ohne dass dem Bahnhofsvorsteher am Zentralbahnhof die Ursache klar ist.

„Wirkung der Medikamente"

Muss ein großes Gepäckstück von einem Gleis auf das Nachbargleis gebracht werden, benötigt man einen Gepäckwagen. Eine solche Transporthilfe ist beim Parkinson nicht ausreichend verfügbar, so dass die Information (das „Gepäckstück") nicht mittels einer geeigneten Transporthilfe (dem Dopamin oder anderer chemischer Botenstoffe) von einem Nerven auf den nächsten („von einem Gleis auf das andere") gelangen kann. Genau diesen Ersatz der natürlichen Transporthilfe leisten die Medikamente.

„Abhängigkeit von Außenreizen"

Funktioniert die automatische Fehlermeldung nicht, weil die entsprechenden Computer nicht zuverlässig arbeiten, kann ein Telefonanruf diesen Ausfall kompensieren. Bei der Marine würde man in einem solchen Fall mit Licht- oder Flaggensignalen arbeiten, und auf diese Weise den Ausfall der sonst internalen Informationsübertragung ersetzen.

So lässt sich auf diese Weise die enorme Außenreizabhängigkeit der Parkinsonsymptome verständlich machen: Jede (optische, akustische, gedankliche) Information, die in ein derartiges System eingeführt wird, verändert dessen Informationslage und Reaktionsmöglichkeit. Beim Parkinsonsyndrom führt jede emotionale Belastung zur kurzfristigen Verschlechterung vieler Symptome. Andererseits verbessern auch viele Selbsthilfestrategien (z. B. optische Reize wie etwa Zebrastreifen, psychologische Methoden etc.) das emotionale und auch körperliche Beschwerdebild erheblich.

Wie die Erfahrungen zeigen, wirkt sich gerade die Kompetenz, über die oft „unpassend" empfundenen Symptome adäquat sprechen zu können, ausgesprochen angstreduzierend aus. Und weniger Angst bedeutet, dass sich die anspannungsabhängigen Anteile der Symptome nicht so stark ausbilden (vgl. Abbildung 2 im Kapitel 2.2). Dieses lässt sich durch die folgenden Maßnahmen noch weiter unterstützen.

4.2 Wie kann ich situative Symptomanstiege oder -blockaden unterbinden?

Um die kurzfristigen, übermäßigen Symptomanstiege besser kontrollieren zu können, ist es nicht unbedingt notwendig, eine Entspannungsmethode vollständig zu erlernen. Da es sich beim Parkinsontremor um einen Ruhetremor handelt, wird dieser unter Entspannung anfänglich sogar noch stärker. Erst bei weitergehender Entspannung bildet er sich wieder zurück. Natürlich gibt es gute Gründe, eine Entspannungsmethode zu erlernen. Das sollte aber auf jeden Fall unter Anleitung geschehen, damit die gerade beim Parkinson auftretenden Besonderheiten (Rigor, Schmerzen, Versteifungen) berücksichtigt werden können. Zu empfehlen ist dann die Methode der „Progressiven Relaxation" (z. B. Hofmann, 2005; Ohm, 2003).

Bei plötzlichen Symptomanstiegen besteht eine gute Selbsthilfestrategie darin:
– die Hand leicht zur Faust zu schließen *und* dabei
– die rumpfnahe Muskulatur möglichst kurz und stark (aber nicht zu stark!) anzuspannen, gleich darauf die Anspannung wieder zu lösen und sich zu entspannen.

Der Körper hilft Ihnen dabei, da er nach bewusster Anspannung automatisch wieder versucht, in seine anfängliche Ruhelage zurückzukehren. Wenn diese Technik systematisch geübt wird, kann sie besonders in den vielen Aufregungssituationen des Alltages ausgesprochen hilfreich eingesetzt werden.

Unterstützen können Sie die Wirksamkeit dieser Methode durch die genaue Überlegung, *wann*, *wo* und *wie* die aufregungsbedingten Symptomanstiege auftreten.

Gegebenenfalls ist es hilfreich, sich diese Überlegungen für einige Zeit auf einem vorbereiteten Zettel zu notieren. Hierzu finden Sie im Anhang das Arbeitsblatt 3 (vgl. Seite 64).

Beispiel: Blockadetechnik

Herr M. möchte als ehemaliger Mitarbeiter an einer Betriebsfeier teilnehmen und hat sich deutlich verspätet. Als er eintrifft, sind alle schon anwesend und sehen ihn an. Schon der Gedanke daran („Wie peinlich!") führte zu ersten Anstiegen seiner Tremorsymptomatik. Da er diese jedoch rechtzeitig wahrnahm, sagte er zu sich selbst schnell in Gedanken „HALT! – FAUST MACHEN! – ALLES O.K.!". Auf diese Weise schaukelte sich der Tremor gar nicht erst hoch. Bei früheren Gelegenheiten hatte er die Hand immer in der Hosentasche versteckt und dann schüttelte sie deutlich sichtbar durch die Hose hindurch.

Wenn Sie die Blockadetechnik einsetzen, *bevor* sich die Symptome hochgeschaukelt haben, werden Sie eine gute Wirksamkeit feststellen. Nicht wirksam ist diese Methode allerdings bei zu starken Tremorformen, bei denen der gesamte Rumpf geschüttelt wird. Auch beim Kopftremor kann nur eine gezielte verhaltenstherapeutische Technik Erleichterung bringen (das „habit reversal"), welche jedoch bei einem im Umgang mit neurologischen Patienten erfahrenen Psychotherapeuten eingeübt werden muss.

Die beschriebene Methode hilft aber auch bei Zuständen der *Unterbeweglichkeit*. Hier können die kurzfristigen An- und Entspannungen genutzt werden, um bei Bewegungsblockaden nicht in einen Zustand übermäßiger innerer Erregung zu geraten. Werden diese Maßnahmen durch motorische oder verbale Hilfen ergänzt (Kommandos wie z. B. „Los!", „Jetzt!" etc., dem rhythmischen Schlagen auf den Oberschenkel, das Wegtreten eines (imaginierten) Balls oder dem Einsatz von Zählstrategien), lassen sich Bewegungsblockaden oft schnell auflösen.

Die Selbsthilfestrategien der Kommunikation und Symptomkontrolle sollten mit Maßnahmen zur Steigerung der Stresskompetenz ergänzt werden.

4.3 Wie lässt sich meine Stresskompetenz steigern?

Auch diese Selbsthilfestrategie beginnt mit einer systematischen *Selbstbeobachtung*:
– Wo und wann (genau) ging es mir *gut*?
– Wann und wo (genau) ging es mir etwas weniger gut?
– Welches sind meine persönlichen „Hochrisikosituationen"?
– Was passierte davor, was danach?
– Was genau passierte
   a) mit meinem Körper,
   b) welche Gefühle hatte ich dabei,
   c) welche Gedanken gingen mir durch den Kopf,
   d) und was habe ich *konkret* getan?

Diese Art der systematischen *Wahrnehmungsschulung* bewirkt, dass Sie nicht mit der Negativlupe alles grau in grau sehen, sondern die besonders relevanten Problemsituationen in Ort und Zeit und vor dem Hintergrund der spezifischen Rahmenbedingungen verankern können. Ist das geleistet, können Sie mit dem „*Expositionsteil*" der Übungen beginnen. Unter „Exposition" versteht man das „Vermeiden des Vermeidens": Sie suchen gerade die Situationen gezielt auf, die sich in Ihrer Hochrisikosituationsanalyse als besonders problematisch herausgestellt haben. Beginnen Sie dabei nicht gleich mit der schwierigsten Situation.

Bevor Sie mit einer Exposition („Konfrontationsübungen") beginnen, halten Sie für einige Sekunden inne. Durch die Wahrnehmungsschulung sind Sie in der Lage, bereits sehr frühe Anzeichen des körperlichen Aufschaukelungsprozesses zu erkennen. Erst wenn Sie Ihre jeweilige Handlung kurz unterbrochen haben, beginnen Sie mit der zweiten Stufe des fünfstufigen Expositionsprozesses:

5 Stufen der Exposition

1. Innehalten
2. Symptomblockade
3. Gedankenstopp
4. Neubewertung
5. Selbstbelohnung

Die „Symptomblockade" beinhaltet die im vorigen Abschnitt beschriebene Blockadetechnik. Ergänzen Sie diese zeitgleich mit einer Art *gedanklicher Blockadetechnik*. Bei den meisten Betroffenen werden die körperlich-psychischen Aufschaukelungsprozesse von negativen Gedanken wie zum Beispiel: „Hoffentlich sieht mich jetzt keiner", „Hoffentlich kleckere, zittere oder wackele ich nicht gerade jetzt" oder „Hoffentlich denken die anderen nicht …" etc. begleitet. Natürlich gehen solche Gedanken mit einer inneren Anspannung einher, durch welche sich die körperliche Symptomatik weiter aufschaukelt.

Deshalb rufen Sie sich parallel zur Durchführung der körperlichen Blockadetechnik in Gedanken ein deutliches „Halt" oder „Stopp" zu. Gegebenenfalls ergänzen Sie diesen Befehl durch die Vorstellung eines realen „Stopp"-Schildes. Sie werden nach einiger Übung feststellen, dass sich die körperliche Symptomatik merkbar beruhigt.

Nutzen Sie den gewonnenen Zeitraum für den Einsatz eines eher förderlichen Gedankens, wie zum Beispiel: „Ich probiere es einfach mal" (eine Ansprache zu halten, aus einem Glas zu trinken, mit Kleingeld vor aller Augen zu bezahlen etc.). Diese *„Neubewertung"* einer kritischen Situation muss systematisch eingeübt werden.

Anschließend sollten Sie sich die Erfolge Ihrer Selbsthilfestrategien in einem „Erfolgstagebuch" notieren. Dann haben Sie in den unvermeidlich eintretenden beschwerdereichen Tagen eine Möglichkeit, sich Ihrer erfolgreichen Strategien zu erinnern. Diese Form der *„Selbstbelohnung"* ist sehr wichtig, da viele Mensschen dazu neigen, negative Erlebnisse besser im Gedächtnis zu behalten.

Herr M. geht extra auf das Gemeindefest, obwohl er dort nur wenige Personen kennt. Im Gegensatz zu früher lässt er sich auch ein Getränk reichen, *ohne* dass er das Glas nur halb voll füllen lässt. Bevor er zugreift, hält er jedoch einen Moment inne, unterbricht seinen ängstigenden Gedanken („bloß nicht kleckern") durch eine gedanklichen, aber energischen HALT-Ruf, spannt die Oberarmmuskulatur ganz kurz an (lässt anschließend wieder locker) und freut sich darüber, dass er als neurologischer „Patient" völlig normal am Gemeindeleben teilnimmt.

Eingesetzt werden können diese Stufen der Exposition bei allen Alltagssituationen:

– Sprechen über die Symptomatik,
– feinmotorische Herausforderung (z. B. Essen und Trinken, Bezahlen, Schreiben etc.),
– verbale Herausforderung (z. B. Vorlesen, Sprechen etc.),
– soziale Herausforderung (z. B. Mittelpunktsituationen beim Vortragen),
– individuelle Herausforderung (z. B. Durchsetzungssituationen).

Diese Beispielsituationen sind unterschiedlich schwierig. Es empfiehlt sich, mit der einfachsten Situation zu beginnen und sie hinreichend oft zu üben. Dafür ist es im Regelfall notwendig, derartige Alltagssituationen gezielt aufzusuchen.

4.4 Der Parkinson-Patient und seine Angehörigen

Grundsätzlich ist bei der Parkinson-Krankheit immer auch der Angehörige mit betroffen. Damit sind nicht nur eventuell erforderliche Hilfestellungen bei der körperlichen Pflege gemeint. Vielmehr zeigt sich die Mitbetroffenheit auf vielen Ebenen:

Dieses betrifft zunächst die *Kommunikation*, welche durch Beeinträchtigungen des Sprechens und der Mimik erschwert ist. Da sich die Unterbeweglichkeit auch auf die Mimik auswirkt, kann nicht mehr so gut wie früher ausgedrückt werden, *wie* etwas gemeint ist. Und da außerdem die Sprechstörungen den sprachlichen Ausdruck behindern und die besonderen Veränderungen der Ausführung geistiger Leistungen (s. Kapitel 2.4) die Kommunikation erschweren, kommt es oft vor, dass Angehörige den vom Patienten angefangenen Satz selbst zu Ende sprechen, ihm ungefragt den Mantel schließen und ganz allgemein eine immer größere Zahl von Alltagshandlungen übernehmen. Das führt nicht nur zu einem Grad an Unselbstständigkeit, der durch die Krankheit in keiner Weise erzwungen ist, sondern bewirkt auch eine zunehmende Überlastung des Angehörigen. Die wissenschaftliche Literatur belegt, dass diese Art der unfreiwilligen Bevormundung auf Seiten der Patienten zu selbstwertschädigenden Gefühlen von Unselbständigkeit und Wertlosigkeit führt und seitens der Angehörigen mit einem völlig unnötigen Maß an Gesundheitsstörungen verbunden ist.

Deshalb muss die erste Frage für den Angehörigen lauten: „Wo muss ich überall *nicht* helfen?" Wie die Erfahrung zeigt, kann auch stärker beeinträchtigten Patienten ein sehr viel größeres Maß an Freiraum gelassen werden, als es auf den ersten Blick den Anschein hat. Hilfreich ist hierfür ein systematischer Katalog von Fragen:

– Was hat der Betroffene für sich und andere früher an Alltagsfunktionen erledigt?
– Was übernehmen heute andere für ihn?
– Was geht nur noch unter Schwierigkeiten?
– Welche Aufgaben erfordern zwingend den Einsatz von Hilfsmitteln?
– Worauf muss trotz aller Anpassungen der Umfeldbedingungen verzichtet werden?

Wichtig sind aber auch die Fragen nach den Kompetenzen:
– Was kann der Betroffene doch selbst erledigen?
– Was tut er im Laufe eines Tages häufiger, was seltener?
– Welche Verhaltensweisen werden heute gezeigt, die früher nicht zum Repertoire gehörten (z. B. neue Hobbies; Interessen)?

Eine entsprechende Analyse ist für die Betreuungsperson vorzunehmen:
– Was hat der zu Betreuende früher für mich erledigt?
– Was übernehme ich jetzt – und was davon muss ich wirklich übernehmen?
– In welchem Ausmaß werden materielle oder personenbezogene Hilfsmittel organisiert – und welche davon sind wirklich unumgänglich?
– Worauf verzichte ich wegen der Betreuungssituation – und worauf muss ich wirklich verzichten?
– Welchen der früheren Alltags- und Freizeitaktivitäten gehe ich noch problemlos nach – und welchen könnte ich vielleicht noch nachgehen?
– Welche derzeitigen Aktivitäten gehörten früher nicht zu meinem Repertoire?

Die Situation des Parkinson-Patienten erzwingt oft eine *Veränderung der Lebensziele*. Häufig dreht sich das Leben vorwiegend um die Erkrankung und ihre Behandlung. Um angenehme, dauerhaft tragfähige Verhaltensweisen aufzubauen, müssen sich zunächst beide, der Betroffene und der Angehörige, die Frage vorlegen: „Was geht eigentlich *gut?*" beziehungsweise: „Was ist *angenehm* in unserer Lebenssituation?" Dann kann an die Lösung der Probleme gegangen werden. Dieses erfolgt am besten in neun Schritten (vgl. Tabelle 2).

Tabelle 2: Aktivitätsplanung in neun Schritten

Empfohlener Schritt	Beispiel bei Angehörigen
1. Freie Beschreibung des Problemverhaltens.	„Ich fühle mich wie eine Marionette!"
2. Auswahl eines konkreten Teilproblems.	„Ich würde gern mal wieder bummeln gehen!"
3. Konkrete Beispielsituationen eruieren.	„Zum Beispiel gestern mit meiner Freundin Erika"
4. Auslösende und aufrechterhaltende Bedingungen identifizieren.	– Was war gestern *konkret* für eine Situation? – Wie ging es meinem Mann? Was hat er getan? – Welche Gedanken gingen mir durch den Kopf (z. B. schlechtes Gewissen etc.) – Welche negativen Konsequenzen habe ich befürchtet? – Was habe ich dann getan und wie ging es mir dabei?
5. Verhaltensnahe Zielbeschreibung.	Beispiel: Nachmittagsaktivität mit einer Freundin.
6. Verschiedene Lösungswege entwickeln ohne sie zu bewerten, mögliche Vor- und Nachteile auflisten.	„Was", „Wann", „Wo", „Wie" etc.?
7. Alternativen nach Machbarkeit sortieren, eine Lösung auswählen.	Beispiel: Mit der Freundin Kaffee trinken gehen.
8. Vorgehen in kleinen Schritten.	Genaue Planung: Uhrzeit, Dauer, Absprachen etc.
9. Bestärken auch kleinster Fortschritte.	Beispiel: „Wohlfühltagebuch", weitere Planungen etc.

Derartige Aktivitätsplanungen erscheinen auf den ersten Blick trivial, doch gehen sie in den typischen (Überversorgungs-)Situationen leicht unter. Und die Gestaltung neuer, möglichst gemeinsamer Aktivitäten mit hohem Befriedigungswert findet oft überhaupt nicht mehr statt. Wichtig ist, dass bei derartigen Planungen an den Aktiva der Lebenssituation angeknüpft wird. Deshalb ist es essenziell, dass sich der Blick der „Parkinson-Familie" nicht nur auf das Negative, auf die Krankheit und die mit ihr verbundenen Behandlungsnotwendigkeiten richtet. Stattdessen erfordert es oft einen besonderen Anstoß, das Nicht-Defizitäre, das Positive und gut Gehende zu beachten. Hilfreich ist hierfür wiederum eine Beachtung möglicherweise kontraproduktiver Kommunikationsstrategien:

Beispiel

Partnerin: „Erwin, es ist 12.00 Uhr!"
Parkinson-Patient: „Ich bin doch kein Kleinkind!"

Nach diesem Muster verlaufen nicht wenige „Gespräche" in Familien, in denen eine Person einen hohen Betreuungsaufwand erfordert. Die sicherlich freundlich gemeinte, aber nur indirekt vorgetragene Erinnerung an die Tabletteneinnahme induziert beim Betroffenen ein Gefühl der Unselbständigkeit und führt zu mehr oder weniger versteckt geäußerten Aggressionen. Hier hilft eine kurze Besinnung auf die Grundregeln der menschlichen Kommunikation. Dabei helfen vier Fragen:
– Was hat jemand konkret gesagt?
– Was denke ich, was er damit gemeint hat?
– Welcher Appell steckt wohl hinter der Äußerung?
– Was sagt er über sich selbst aus?

Im genannten Beispiel könnte es sein, dass der Betroffene *dachte*, seine Frau wollte ihn an die Medikamente erinnern (seine Reaktion spricht zumindest dafür), sie *würde* sich dabei wie eine „Oberschwester" aufführen und *würde* seine Kompetenzen insgesamt nur noch auf der Ebene eines „Kleinkindes" angesiedelt sehen. Hilfreich ist es in solchen Situationen, statt mit Vorwürfen zu reagieren (z. B. „Du führst dich auf wie …!"; Du behandelst mich wie ein …" etc.), konkret nachzufragen: „Wie hast du das gemeint?", „Hattest du gedacht, ich hätte die Medikamente vergessen?",

„Meinst du, an alles denken zu müssen?", „Glaubst du, dass ich diese Dinge regelmäßig vergesse?"

Derartige Kommunikationen über die Kommunikation („Metakommunikation") ist im Regelfall hervorragend geeignet, aus versteckten Aggressionen die Schärfe zu nehmen. Wichtig ist auch hier, dass die „Negativlupe" vermieden wird, dass also nicht nur die ungünstig laufenden Kommunikationsmuster betrachtet werden. Auch sollte immer über *konkrete* Aussagen gesprochen werden. Menschen neigen in Belastungssituationen stets zu Verallgemeinerungen, welche dann lediglich Gegenaggressionen hervorrufen. Deshalb sollte immer ein möglichst kurz zurückliegendes konkretes Beispiel gesucht werden. Darüber hinaus ist es notwendig, in der „Ich"-Form zu sprechen. Also nicht zu sagen: „Du verhältst dich doch immer wie eine Oberschwester!", sondern besser Formulierungen zu finden wie zum Beispiel: „Ich fühle mich von dir wie von einer Oberschwester behandelt". Eine solche Aussage beinhaltet keinen Vorwurf, denn über das Vorhandensein des beim Betroffenen entstandenen Gefühls kann schlecht gestritten werden. Es ist einfach vorhanden und nun können die Beteiligten überlegen, durch welche sprachlichen Wendungen dieses Gefühl entstanden ist und wie derartige emotionale Reaktionen in der Zukunft vermieden werden können.

Gerade die Familien der Parkinson-Patienten sind besonders anfällig für kontraproduktive Kommunikationsmuster, da die genannten Einschränkungen des mimischen Ausdruckes, der Sprechmotorik und mancher Ausdrucksformen der geistigen Leistungskraft die schnelle Verständigung stark erschweren. Werden die Besonderheiten der parkinsonspezifischen Kommunikation jedoch berücksichtigt und werden die krankheitsbedingten Einschränkungen sowohl auf Seiten des Patienten als auch auf Seiten des Angehörigen im Hinblick auf die oft sehr viel größer als gedacht vorliegenden Ressourcen abgeklopft, können nicht nur viele alte Aktivitäten wieder reaktiviert sondern auch neue Lebensziele entwickelt und realisiert werden.

4.5 Was man besser nicht tun sollte

Die in Tabelle 3 aufgelisteten Verhaltensweisen sind ausgesprochen ungünstig.

Tabelle 3: Ungünstige Verhaltensweisen und ihre Folgen

Verhalten	Folgen
Ängstliche Selbstbeobachtung ohne *gezielte* Expositionsübungen …	… führt durch die zunehmende Aufregung und Sorge zur Verschlimmerung vieler körperlicher Symptome sowie des allgemeinen Beschwerdebildes. Die Folge kann in übermäßiger Medikamenteneinnahme und unnötiger Inanspruchnahme medizinsicher Dienstleistungen bestehen.
Vermeidung unangenehmer Situationen …	… führt zwar kurzfristig zum Wegfall der Anspannung, bereits mittelfristig jedoch zur Zunahme der Ängstlichkeit vor eben diesen gemiedenen Situationen und damit zur allgemeinen Verschlechterung der körperlichen Symptomatik.
Absichtliche Nicht-Beschäftigung („Verleugnung") mit der Erkrankung …	… ist eine Art Vermeidungsverhalten auf der gedanklichen Ebene. Sie führt dazu, dass in belastenden, aber unausweichlichen Alltagssituationen keine Handlungsmöglichkeiten zur Verfügung stehen.
Die einseitige Orientierung auf medizinische und technische Hilfen …	… verhindert darüber nachzudenken, welche konkreten Strategien *selbst* eingesetzt werden können.
Durch die Beobachtung eines schwer betroffenen Patienten auf den eigenen Verlauf zu schließen …	führt zu massiver Angst vor dem Verlauf. Dabei sind die Verläufe und Symptommuster außerordentlich unterschiedlich. Erst bei sehr langer Krankheitsdauer beginnen sie sich zu ähneln – doch dann greifen oft andere schwere Erkrankungen in den Lebenslauf ein. Bis dahin gilt: *Es gibt so viele Parkinson-Erkrankungen wie es Parkinson-Patienten gibt!*

Tabelle 3 (Fortsetzung)

Verhalten	Folgen
Vergleich mit Patienten, denen es noch schlechter geht.	Vergleiche mit vermeintlich Schlimmeren („Der hat ja Krebs!") verhindern aktives, positives Handeln und begünstigen psychische „Abstürze" bei komplizierteren Verläufen.
Unaufhörliche Suche nach der *noch* besseren Therapie ...	... hat ständige ängstliche Selbstbeobachtung und „Doctor-Shopping" zur Folge und verhindert die Wahrnehmung der positiven Lebensumstände sowie deren Fortentwicklung.

Stattdessen kommt es darauf an, das körperliche Geschehen zwar ernst zu nehmen, etwaige Veränderungen zu registrieren und gegebenenfalls mit dem Arzt zu besprechen, ansonsten aber konsequent die persönlichen Lebensziele zu verfolgen:

> Welche Vorstellungen möchte ich realisieren; wie lebe ich mit, aber nicht gegen oder durch die Erkrankung?

4.6   Umgang mit Verschlechterungen

Zwar verschlechtert sich die Parkinson-Erkrankung im Laufe der (vielen) Jahre unausweichlich. Doch kommt es neben der allgemeinen Progredienz immer auch zu phasischen Verschlechterungen. Diese äußern sich zum Beispiel in Sätzen wie: „Mir geht es immer schlechter!"

Ein solcher Satz ist durch die Befürchtung der „Dauerhaftigkeit" („Es wird nicht mehr besser!") gekennzeichnet sowie von Einstellungen in Richtung „Undifferenziertheit" („Es wird *alles* schlimmer!") und „Selbstbezug" („Das kommt *nur* durch meine Krankheit!") geprägt. Geht es den Betroffenen dagegen einmal besser, neigen viele dazu, ihre Empfindungen folgendermaßen zu beschreiben: „Zufall, heute ist es eben 'mal besser"

(Kurzfristigkeit), „*Dieses* Symptom (Problem …) ist heute eben mal nicht ganz so schlimm" (Differenziertheit) und „Das war die neue Krankengymnastik/das neue Medikament/die andere Ernährung …" (Fremdbezug).

Die Kategorien
– Dauerhaftigkeit versus Kurzfristigkeit,
– Undifferenziertheit versus Differenziertheit,
– Selbstbezug versus Fremdbezug

lassen sich auch auf einen günstigen psychischen Bewältigungsstil anwenden. Treten nämlich *phasische Verschlechterungen* auf, empfiehlt es sich zwar, die tatsächlichen Symptome der neurologischen Symptomatik nicht zu leugnen, diese jedoch mit weniger selbstwertschädigenden Akzenten zu bewerten:

„Die Symptomatik schwankt nun mal – deshalb wird es auch wieder bessere Phasen geben!" (Kurzfristigkeit), „Verschiedene Situationen beeinflussen die verschiedenen Symptome eben unterschiedlich" (Differenziertheit) und „Das liegt nicht nur an meiner Krankheit, sondern *auch* an den besonderen Rahmenbedingungen der Situation!" (Fremdbezug).

Entsprechend besteht ein günstiger Bewältigungsstil bei *Phasen der Besserung* („Es geht mir heute besser!") in der Anwendung der Kategorien „Dauerhaftigkeit, Undifferenziertheit und Selbstbezug":

„Mein Leben ist an sich schön – Krankheit gehört dazu!" (Dauerhaftigkeit), „Es gibt auch in meinem Leben eine Fülle angenehmer Dinge!" (Undifferenziertheit) und „*Ich* habe auch etwas zum momentanen Zustand beigetragen!" (Selbstbezug).

Hilfreich ist für den Umgang mit Phasen der Verschlechterung auch ein „*Psychologischer Notfallkoffer*". Dieser kann sich in einem Ordner befinden oder auch aus einer losen Zettelsammlung bestehen. Wichtig ist das Vorhandensein klarer Anweisungen, wie man sich im „Notfall" zu verhalten hat. Der Gedanke „Mir geht es wieder so schlecht" sollte also den Gang zum „Notfallkoffer" auslösen, in welchem sich Übungsmaterialien zum Beispiel zur Situationsanalyse finden:
– „*Wann* und *wo* ging es mir *konkret* schlecht?";
– „Was war das *genau* für eine Situation?";
– „Was habe ich dabei gedacht, gefühlt, getan und gesagt?";

- „Wie hat mein Körper reagiert?";
- „Was passierte im Anschluss – was taten die Anderen?";
- „Wann ging es mir zuletzt *besser* (oder nicht ganz so schlecht)?" und
- „Welche Ressourcen stehen mir zur Verfügung?".

Auf der Basis einer derartigen Situationsanalyse (und erst auf dieser Basis) lassen sich die Selbsthilfestrategien einleiten, die im folgenden Kasten zusammengefasst sind. Sollten diese Maßnahmen nicht zur Besserung des Befindens führen, dann sollten Sie auf jeden Fall Ihren Neurologen und möglichst auch einen entsprechend qualifizierten Psychologen aufsuchen. Dieser kann dann prüfen, ob eventuell doch eine krankheitswertige psychische Störung vorliegt. In diesem Zusammenhang ist es wichtig zu wissen, dass Sie für niedergelassene Psychotherapeuten (Verhaltenstherapie!) keinen Überweisungsschein benötigen. Nicht in jedem Fall ist eine vollständige Psychotherapie (z. B. über 25 Sitzungen) angezeigt. Oft reicht auch schon die Erstellung einer genauen psychologischen Diagnose und die gezielte Beratung bezüglich der Bewältigung einer fortschreitenden neurologischen Erkrankung. Nicht selten ist dieses innerhalb von fünf Kontakten relativ problemlos zu erreichen. Sollten Sie Sorgen in Bezug auf Ihre geistige Leistungskraft haben, dann sollten Sie entweder einen neuropsychologisch spezialisierten Psychotherapeuten aufsuchen oder einen (der wenigen) niedergelassenen Neuropsychologen. Für den zuletzt genannten Fall empfiehlt sich jedoch eine vorherige Anfrage bei Ihrer Krankenkasse.

---

12 Kleine Hilfen

1. Ruhe bewahren!
2. Situationsanalyse fortsetzen!
3. Bei negativen Gedanken Gedankenstopp – anschließend positivere Formulierungen finden!
4. Das Vermeiden vermeiden (also: Belastungssituationen nicht ausweichen – Belastungen sind Übungssituationen)!
5. Symptome direkt ansprechen!
6. In Belastungssituationen rechtzeitig innehalten!
7. Kurzentspannung und körperliche Blockadetechniken einsetzen (dabei Frühwarnsignale für Aufschaukelungsprozesse rechtzeitig erkennen)!

8. Kleinstpausen zur Stressregulation nutzen!
9. Vorgehen in kleinen Schritten und Zwischenziele setzen!
10. Zeit nehmen – auf Ressourcen achten (was geht *gut?*)!
11. Offenes Sprechen mit den Angehörigen (Betreuern)!
12. Sammlung erfolgreicher Veränderungen!

Keinesfalls dürfen die genannten Selbsthilfestrategien dahingehend missverstanden werden, als solle die unvermeidliche Verschlimmerung der Krankheit bagatellisiert werden. Stattdessen kommt es darauf an, mit Hilfe realitätsangepasster, funktionaler Gedanken die vorhandenen Ressourcen so effektiv wie möglich zu nutzen – gerade auch in Phasen der Verschlechterung oder bei Anzeichen des weiteren Fortschreitens der Krankheit. Zwar stellen sich die Verläufe interpersonell ausgesprochen unterschiedlich dar, doch natürlich erreichen heute viele Parkinson-Patienten ein sehr spätes Stadium, das durch extreme Plus- und Minussymptome gekennzeichnet ist. Spätestens dann stellen sich auch hier die fundamentalen Fragen, die am Ende eines Lebens fast jeden Menschen beschäftigen („Wer bin ich?", „Wo komme ich her?", „Wo gehe ich hin?").

5   Was tut sich in der Forschung?

Bei der Parkinson-Erkrankung handelt es sich um eines der sehr stark beforschten Gebiete der Medizin. Das gibt Hoffnung, allerdings sind substanzielle Änderungen der bisherigen Behandlungsstrategien, ebenso unwahrscheinlich wie die Erwartung einer vollständigen Heilung. Vielmehr kommt es durch die intensive Forschungstätigkeit zu einer kontinuierlichen Verbesserung der bisherigen Behandlungsformen. Und durch diese graduellen Verbesserungen ist bereits jetzt erreicht worden, dass die Patienten im Gegensatz zu früher sehr viel länger eine unvergleichlich höhere Lebensqualität haben.

Die aktuellen Forschungstrends beziehen sich in der Medizin derzeit auf *Verfeinerung der Operationstechniken*. Für die fernere Zukunft wird der *Stammzellforschung* sicher eine zunehmende Bedeutung zukommen. Im Bereich der Pharmakotherapie zielt die Forschung unter anderem auf die *„Neuroprotektion“*. So wird versucht, den allmählichen und bislang unaufhaltsamen Abbau der dopaminergen Nervenzellen wenigstens zu verlangsamen. Damit hängt die Forschung zur Früherkennung zusammen, da neuroprotektive Medikamente natürlich möglichst früh im Krankheitsverlauf eingesetzt werden sollten.

Gleichzeitig finden sich im Bereich der *psychologischen Forschung* zahlreiche Anstrengungen, auch im Kurzzeitbereich einsatzfähige Hilfsprogramme zu entwickeln und zu überprüfen. Dabei geht der Trend eindeutig weg von relativ unspezifischen Breitbandprogrammen hin zu sehr spezifischen Maßnahmen (s. Leplow, 2007 und „Weiterführende Literatur“). Diese beruhen stets auf einer differenzierten Diagnostik, die auf die verschiedenen emotionalen, motorischen und mentalen Problembereiche abgestellt ist. Der darauf aufbauende Einsatz psychologischer Maßnahmen ist immer „adjuvant“, das heißt, dass die medizinischen Maßnahmen begleitet und ergänzt werden.

Anhang

Weiterführende Literatur

Birbaumer, N. & Strehl, U. (1996). *Verhaltensmedizinische Intervention beim Morbus Parkinson*. Weinheim: Beltz/PVU.

Hofmann, E. (2005). *Progressive Muskelentspannung – Entspannungs-CD*. Göttingen: Hogrefe.

Leplow, B. (2007). *Parkinson. Fortschritte der Psychotherapie*. Göttingen: Hogrefe.

Leplow, B., Möbius, T., Bamberger, D. & Ferstl, R. (1994). Kurzzeiteffekte verhaltenstherapeutischer Gruppenprogramme auf die körperliche und psychische Symptomatik von Parkinson-Patienten. *Verhaltensmodifikation und Verhaltensmedizin, 15*, 99–125.

Leplow, B. & Paetow, K. (2003). Neurologische Erkrankungen. In U. Ehlert (Hrsg.), *Lehrbuch der Verhaltensmedizin* (S. 571–602). Berlin: Springer.

Macht, M. (2003). *Verhaltenstherapie mit Parkinson-Patienten*. Stuttgart: Kohlhammer.

Macht, M. & Ellgring, H. (2003). *Psychologische Interventionen bei der Parkinson-Erkrankung*. Stuttgart: Kohlhammer.

Ohm, D. (2003). *Stressfrei durch Progressive Relaxation*. Stuttgart: Trias.

Paetow, K. & Leplow, B. (2003). Verhaltenstherapie neurologischer Erkrankungen. In E. Leibing, W. Hiller & S.K.D. Sulz (Hrsg.), *Lehrbuch der Psychotherapie* (Bd. 3, S. 369–380). Göttingen: Hogrefe.

R. Thümler (2002). *Morbus Parkinson*. Berlin: Springer.

Adressen

Parkinson-Vereinigungen in Deutschland, Österreich und in der Schweiz

Deutsche Parkinson Vereinigung (dPV)
Herrn Dr. F.-W. Mehrhoff
Moselstr. 31
41464 Neuss
Tel.: 0 21 31/4 10 16 17
Fax: 0 21 31/4 54 45
www.parkinson-vereinigung.de

Hier können Betroffene und ihre Angehörigen Informationen vom *Psychologischen Beirat* sowie bei eindeutig medizinischen Fragen vom *Ärztlichen Beirat* der dPV erhalten. Des Weiteren können sich jüngere Parkinson-Patienten (d.h. jünger als 40 Jahre) an die „U-40er"-Gruppe wenden (www.parkinson-club-u40.de; E-Mail: info@parkinson-club-u40.de).

Österreichische Parkinson Vereinigung
Universitätsklinik für Neurologie
Abteilung für Neurorehabilitation
Allgemeines Krankenhaus Wien
Währinger Gürtel 18–20
A-1090 Wien
Tel.: +43/1/4 04 00 31 20
Fax: +43/1/4 04 00 31 41
www.parkinson.at

Schweizer Parkinson Vereinigung
Geschäftsstelle
Gewerbestr. 12a
Postfach 123
CH-8132 Egg
Tel.: +41/0 43/2 77 20 77
Fax: +41/0 43/2 77 20 78
www.parkinson.ch

Prof. Dr. Michael Macht
Insitut für Psychologie
Julius-Maximilians-Universität
Marcusstraße 9–11
97070 Würzburg
Tel.: 09 31/31 28 31

Prof. Dr. Bernd Leplow
Institut für Psychologie
Martin-Luther-Universität
Brandbergweg 23
06120 Halle/S.
Tel.: 03 45/5 52 43 58 19

Diese Arbeitsbereiche sind spezialisiert auf die *Psychologie* des Parkinson (Ängste, Depressivität, geistige Leistungsfähigkeit, Demenz, soziale Unsicherheit, Schlaf, Angehörige etc.). Auskünfte zu neurologischen und allgemein medizinischen Fragen werden hier *nicht* gegeben (s. Deutsche Parkinson Vereinigung – medizinischer Beirat). Fragen zur *Psychologie* des Parkinson werden auch vom *Psychologischen Beirat* der dPV beantwortet.

Zertifizierte Parkinson-Fachkliniken

Beelitz Heilstätten. Neurologisches Fachkrankenhaus für Bewegungsstörungen/Parkinson. Paracelsusring 6A, 14547 Beelitz-Heilstätten 8 (Tel.: 03 32 04/2 27 81; Dr. med. Georg Ebersbach).

Gertrudis-Klinik Biskirchen. Karl-Ferdinand-Broll-Str. 2–4, 35638 Leun-Biskirchen (Tel.: 0 64 73/3 05–0; Dr. med. Ferenc Fornadi, Dr. med. Ilona Csoti).

Klinik Ambrock. Klinik für Neurologie, Universität Witten/Herdecke. Ambrocker Weg 60, 58091 Hagen (Tel.: 0 23 31/97 43 00; Prof. Dr. med. Wolfgang Greulich).

Fachklinik Feldberg GmbH. Zentrum für Neurologie, Buchenallee 1, 17258 Feldberger Seenlandschaft (Tel.: 03 98 31/5 20; Prof. Dr. med. Horst Przuntek; Dr. med. Christoph Bucka).

Schlossberg-Klinik – HGC Kliniken GmbH. Neurologie. Schlossstr. 40, 57334 Bad Laasphe (Tel.: 0 27 52/1 01–0; PD Dr. med. A. Laihinen).

ASKLEPIOS-Fachklinik Stadtroda. Abt. Neurologie. Bahnhofstrasse 1a, 07641 Stadtroda (Tel.: 03 64 28/5 63 77; Dr. med. Ulrich Polzer).

Medical Park Bad Rodach. Fachklinik für Neurologie. Kurring 16, 96476 Bad Rodach (Tel.: 0 95 64/93 15 10; Dr. med. Germa Kroczek).

Paracelsus Elena Klinik. Klinikstr. 16, 34128 Kassel (Tel.: 05 61/60 09–0; Dr. med. Claudia Trenkwalder).

Paracelsus Nordseeklinik Helgoland. Invasorenpfad, 27498 Helgoland (Tel.: 04725/8030; Dr. med. Anja Bilsing).

Parkinson-Klinik Bad Nauheim. Fachklinik für Neurologische Rehabilitation. Franz Groedel-Str. 6, 61231 Bad Nauheim (Tel.: 0 60 32/78 10; Dr. med. Korchounov; Dr. med. Matthias Oechsner).

Parkinson-Klinik Wolfach. Neurologisches Krankenhaus. Kreuzbergstr. 12–16. 77709 Wolfach (Tel.: 0 78 34/97 10; Dr. med. Gerd Fuchs).

Waldklinik Bernburg. Neurologische Klinik. Kesslerstr. 8, 06406 Bernburg (Tel.: 0 34 71/36 50; Dr. med. Irene Gemende).

Fachklinik Ichenhausen. Neurologische Abteilung. Krumbacher Str. 45, 89335 Ichenhausen (Tel.: 0 82 23/99–1 34; Dr. med. Joachim Durner).

Arbeitsblätter

	Ja	Nein
1. Neigen Sie zu dem Gefühl, in der weit überwiegenden Mehrzahl der Fälle an Ihren *Misserfolgen* „selbst schuld" zu sein?	☐	☐
2. Neigen Sie dazu, *Erfolge* in der weit überwiegenden Mehrzahl der Fälle Anderen, dem Zufall oder einfach einem Glücksfall zuzuordnen?	☐	☐
3. Haben Sie häufiger die Empfindung, an allem Unglück der Welt mit Schuld zu sein?	☐	☐
4. Sieht die Welt überwiegend „grau-in-grau" aus?	☐	☐
5. Haben Sie das Planen schöner Aktivitäten weitgehend aufgegeben?	☐	☐
6. Neigen Sie dazu, auch bei kleinen Anlässen oder Missgeschicken schnell sehr unglücklich zu werden („Mücke-Elefant"-Problem)?	☐	☐
7. Tragen Sie länger als andere an Missgeschicken?	☐	☐
8. Neigen Sie dazu, die Menschen kategorisch in „Gute" („Gerechte", „Wertvolle" etc.) und in „Schlechte" („miese Typen", „Unzuverlässige" etc.) einzuteilen?	☐	☐
9. Empfinden Sie Ihr Leben vor allem als eine Kette von Missgeschicken?	☐	☐
10. Reagieren Sie bei Missgeschicken spontan mit dem Gefühl, „Mir gelingt eben ganz und gar nichts"?	☐	☐
11. Oder erinnern Sie sich bei einem Missgeschick statt dessen eher an all die Dinge, die Sie gut können?	☐	☐
12. Neigen Sie bei Missgeschicken spontan zu Gefühlen wie: „einmal unfähig – immer unfähig!"?	☐	☐

	Ja	Nein

13. Oder bewerten Sie ein Missgeschick spontan eher als Einzelereignis, frei nach dem Motto: „Jeder hat eben mal Pech!"?

14. Neigen Sie dazu, einen einmal eingeschlagenen Weg beizubehalten, wenn er sich als wenig aussichtsreich erwiesen hat?

15. Würden Sie dem folgenden Satz (bezogen auf die Mehrzahl der Menschen und Situationen Ihres Lebens) generell zustimmen?
„Mit ein bisschen weniger gut bin ich auch zufrieden."

1. Zeichnen Sie aus der Vorstellung heraus eine Uhr (rund, mit Ziffern) und tragen Sie die Zeiten 11 Uhr 20 und 2 Uhr 40 ein.

2. Bilden Sie jeweils eine Minute Worte mit dem Anfangsbuchstaben „F" und aus der Kategorie „Tiere".

3. Lassen Sie sich Wortpaare sagen und versuchen Sie, das Gemeinsame zu finden (z. B. „Norden-Westen": Himmelsrichtungen).

4. Erzählen Sie sich einen kurzen Prosatext nach (Fernseh- oder Zeitungsbericht) mit 23 logischen Einheiten (z. B. „Die *von Terroristen entführte Geisel ist frei*" sind drei Einheiten). Was erinnern Sie nach einer halben Stunde?

5. Prüfen Sie das Vorhandensein alltagspraktischer Probleme (Planen eines Einkaufes oder komplexer Tagesabläufe, Schnürsenkel binden, Bedienung einfacher mechanischer Geräte etc.).

6. Vergewissern Sie sich sofort Ihrer Orientierung (Uhrzeit (ungefähr), Ort, Bundesland, Jahreszeit und Situation).

Situationsanalyse:

Wann und wo genau trat der plötzliche Symptomanstieg auf?

_____

_____

Welche Gedanken hatte ich dabei?

_____

_____

Woran habe ich erstmals bemerkt, „dass es jetzt wieder losgeht"?

_____

_____

Reaktionsanalyse:

Was genau ist schlimmer geworden?

_____

_____

Wie sah die Verschlimmerung genau aus?

_____

_____

Wie hat sich die Verschlimmerung aufgebaut?

_____

_____

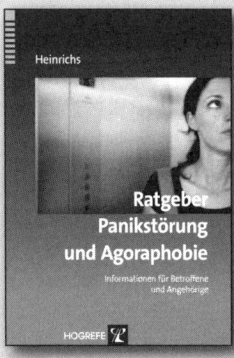

Nina Heinrichs

Ratgeber Panikstörung und Agoraphobie

Informationen für Betroffene und Angehörige

(Ratgeber zur Reihe: »Fortschritte der Psychotherapie«, Band 14)
2007, 108 Seiten, € 12,95 / sFr. 20,90
ISBN 978-3-8017-1986-9

Der Ratgeber liefert verständliche Informationen zur Panikstörung und Agoraphobie. Er zeigt Wege auf, wie Betroffene ihre Ängste bewältigen können. Der Ratgeber befasst sich zunächst mit der Frage, was Angst eigentlich ist und worin sich Angst und Panik unterscheiden. Er informiert darüber, wie Panikattacken entstehen und warum sie nicht wieder von alleine weggehen. Mit Hilfe zahlreicher Arbeitsblätter und Übungen lernen Betroffene ihre eigenen Empfindungen zu verstehen, sich mit ihren beängstigenden Gedanken auseinanderzusetzen und ihr Verhalten zu ändern. Außerdem erhalten Angehörige Hinweise, wie sie Betroffene bei der Bewältigung ihrer Ängste unterstützen können.

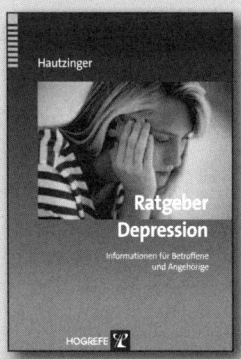

Martin Hautzinger

Ratgeber Depression

Informationen für Betroffene und Angehörige

(Ratgeber zur Reihe: »Fortschritte der Psychotherapie«, Band 13)
2006, 75 Seiten, € 8,95 / sFr. 14,60
ISBN 978-3-8017-1879-4

Depression ist eine häufige Erkrankung, von der immer mehr Menschen betroffen sind. Der Ratgeber klärt über die Beschwerden und das Krankheitsbild, die Ursachen und die Behandlungsmöglichkeiten auf. Außerdem werden Selbsthilfemöglichkeiten vorgestellt. Er hilft dabei, die eigene Krankheit bzw. die Krankheit eines Angehörigen oder Freundes besser zu verstehen.

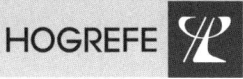

HOGREFE

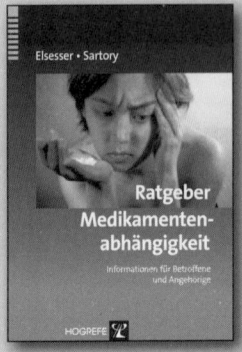
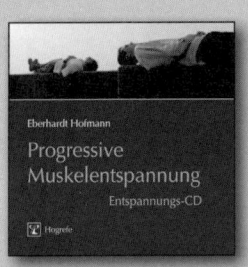
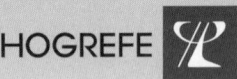